Jørgensen · Autismus oder Asperger

Ole Sylvester Jørgensen

Autismus oder Asperger

Differenzierung eines Phänomens

Übersetzung aus dem Dänischen:
Kirsten Hoffmann / Janine Klein

Deutsche Bearbeitung und Vorwort:
Gerhard Neuhäuser

Beltz Verlag · Weinheim und Basel

Ole Sylvester Jørgensen, Jg. 1943, ist Facharzt für Kinderpsychiatrie, Oberarzt am Bispebjerg Hospital in Kopenhagen und Dozent für Kinder- und Jugendpsychiatrie an der Kopenhagener Universität.

Titel der Originalausgabe: Mellem autisme og normalitet. Aspergers syndrom. © 1994 Ole Sylvester Jørgensen und Hans Reitzels Forlag A/S, Kopenhagen. Der Übersetzung liegt die 2. Auflage von 1995 zugrunde.

Gesetzt nach den neuen Rechtschreibregeln

Lektorat: Richard Grübling

Herstellung: Klaus Kaltenberg
Satz: Satz- und Reprotechnik GmbH, Hemsbach
Druck: Druckhaus Beltz, Hemsbach
Umschlaggestaltung: Federico Luci, Köln
Umschlagfoto: Oliver Tamagnini, Rödermark
(Angela, 11 Jahre, mit Asperger-Syndrom)
Printed in Germany

ISBN 3-407-55794-9

Inhaltsverzeichnis

klären; es gibt zwar Hinweise auf Strukturveränderungen am Gehirn (vor allem Kleinhirnanteile) oder auf neurochemische Besonderheiten (Störung im Bereich der Neurotransmitter und ihres Stoffwechsels), es sind bei der komplexen Phänomenologie aber einheitliche Veränderungen kaum zu erwarten, vielmehr muß von mehreren ursächlich bedeutsamen Faktoren ausgegangen werden. Erwiesen ist, dass Autismus durch »organische Ursachen« hervorgerufen wird, dass die (u.a. von Tinbergen vertretene) psychogenetische Theorie nicht haltbar ist – auch wenn gelegentlich autistisches Verhalten durch Umwelteinflüsse (z.B. Deprivationsfolgen) begünstigt werden kann. Müttern autistischer Kinder ist ganz sicher viel Unrecht angetan worden, wenn man sie für die Entstehung des Verhaltens verantwortlich machte – richtig ist vielmehr, dass die Signale zu sozialer Interaktion beim Kind fehlen, eben wegen einer Störung der dafür zuständigen Hirnfunktionen. Dies wird auch in den modernen Vorstellungen von der veränderten Denkstruktur bei autistischen Kindern deutlich (»theory of mind«), für die es durch psychologische Studien gute Belege gibt.

Seit Asperger die von ihm betreuten Patienten anschaulich und einfühlsam beschrieben hat, sind immer wieder Publikationen erschienen, in denen Einzelschicksale dargestellt wurden. Besonders eindrucksvoll ist der Lebensbericht einer Autistin: Temple Grandin »Durch die gläserne Tür« (1986/1994). Zu systematischen Studien kam es erst in den letzten Jahren, wobei man bemüht war, eine strengere diagnostische Differenzierung zu erreichen. Auch bei den vor dem Hintergrund der »theory of mind« durchgeführten psychologischen Experimenten wurde nämlich deutlich, dass die zugrunde liegenden Hirnfunktionsstörungen offenbar sehr unterschiedlich sind, deshalb oft nur einzelne Fähigkeiten und Fertigkeiten betroffen werden, hauptsächlich jene, die es ermöglichen, sich in die Gedanken der anderen Menschen einzufühlen.

Kinder und Jugendliche mit Asperger-Syndrom mögen als sonderbar erscheinen, in ihrer Persönlichkeit und mit ihren speziellen Begabungen oder Interessen sind sie aber meist faszinierend und attraktiv. Wie bei »abnormen Persönlichkeiten« die Regel verschwimmen nicht selten die Grenzen zwischen Störung und Variabilität des so genannten Normalen. Damit wird unser Verständnis für die Spielbreite der psychischen Funktionen geschärft, sind aber auch wichtige Voraussetzungen für eine Integration des Andersartigen zu schaffen.

Die vorliegende Monographie fasst den Stand unserer heutigen Kenntnisse vom Asperger-Syndrom zusammen und vermittelt ein anschauliches Bild von den Verhaltenseigentümlichkeiten, Stärken und Schwächen betroffener Menschen, auch in der Abgrenzung gegenüber anderen psychischen Störungen. Man findet Hinweise, wann und wie zu helfen ist, um den sozialen Kontakt zu verbessern – man wird zum Nachdenken angeregt, da noch viele Fragen im Rätsel Autismus zu lösen und zu beantworten sind.

Gießen, August 1997 *Gerhard Neuhäuser*

Vorwort

Ziel dieses Buches ist es, eine Übersicht zu einem Bereich der Psychiatrie zu geben, nämlich über Entwicklungsstörungen, die zwar mit dem Autismus verwandt, aber näher bei der normalen psychischen Entwicklung angesiedelt sind. Dieses Gebiet möchte ich so darstellen, dass Eltern und vielleicht auch Patienten selbst davon profitieren können, etwas über diese Form einer psychischen Behinderung und die heutige Sicht zu erfahren, die bisher außerhalb der Fachkreise zu wenig beachtet wurde.

Es ist ebenfalls mein Ziel, dass dieses Buch die professionell arbeitenden Personen erreicht, die mit Menschen mit psychischen Störungen dieses Typs in Berührung kommen. Dies gilt u.a. für Ärzte, besonders Psychiater, Psychologen, Sozialarbeiter, Krankenpflegepersonal, Lehrer und Erzieher.

Oberärztin Birte Høeg Brask danke ich für die Anregungen, die sie mir als Kollegin gegeben hat. An einem entscheidenden Punkt meiner fachlichen Laufbahn wurde sie zur »Lehrmeisterin« und klinischen Beraterin.

Professor Christopher Gillberg hat als Forscher mit großem Einsatz einem breiten dänischen Publikum, darunter auch dem Verfasser dieses Buches, Wissen über diese Behinderung vermittelt. Sein Einfluss wird sich immer wieder bemerkbar machen.

Professor Hector Estrup hat meine Aufmerksamkeit auf den Zusammenhang zwischen neueren psychologischen Theorien über Denkprozesse und erkennungsphilosophische Problemstellungen, speziell das Solipsismusproblem, gelenkt.

Ich bin den Familien und Patienten dankbar, die es erlaubt haben, dass ich erzähle, was sie mir anvertraut haben.

Kopenhagen 1994 — *Ole Sylvester Jørgensen*

Definition des Asperger-Syndroms

»Asperger-Syndrom« ist ein diagnostischer Begriff, der im letzten Jahrzehnt deutliches Interesse nicht nur in der Kinder- und Jugendpsychiatrie, sondern auch von psychologischer und pädagogischer Seite auf sich gezogen hat. Das Interesse für das Asperger-Syndrom ist in gleichem Maße gewachsen wie sich die Kenntnis vom frühkindlichen (infantilen) Autismus gefestigt hat. Infantiler Autismus und Asperger-Syndrom sind verwandt, aber es wird weiterhin diskutiert, ob das Asperger-Syndrom lediglich eine Form des Autismus bei hoch begabten Menschen ist oder aber eine eigenständige Störung, die sich vom Autismus durch Ursachen, Erscheinungsform, Verlauf und Behandlung unterscheidet (Lord/Rutter 1994).

Seit 1992 ist das Asperger-Syndrom in die internationale Diagnosenklassifikation der WHO aufgenommen worden (ICD-10 1992), die seit 1993 auch in Deutschland gilt (ICD-10 1993). Kürzlich erschien eine gründliche Übersicht zum Asperger-Syndrom in einer Fachzeitschrift für Ärzte in Dänemark (Hjort 1994), aber die Kenntnis dieses Syndroms scheint außerhalb der recht engen Fachkreise nicht sehr weit verbreitet zu sein.*

1994 war es fünfzig Jahre her, dass der österreichische Kinderarzt Hans Asperger (1906–1980) die Beschreibung einer Gruppe von Kindern veröffentlicht hat, die, wie er fand, an einer Abweichung von der normalen Persönlichkeitsentwicklung litten – einer Abweichung, die er für zu Unrecht unbeachtet hielt, obgleich sie nicht selten vorzukommen schien. Aspergers Sichtweise brauchte lange, bis sie Widerhall in der inter-

* Deutsche Publikationen: siehe Literaturverzeichnis

nationalen Kinderpsychiatrie fand, weil der Zweite Weltkrieg und die übrigen kulturellen und politischen Verhältnisse in Europa 1944 zur Folge hatten, dass sein Originalartikel im *Archiv für Psychiatrie und Nervenkrankheiten* zunächst für andere als deutsche und österreichische Fachleute weitgehend unbekannt blieb.

Leo Kanners (1894–1981) Beschreibung des infantilen Autismus, 1943 in Englisch publiziert (Kanner 1943), erregte in den folgenden Jahren sehr viel mehr Aufsehen und prägte in hohem Maße die klinische Forschung in der Kinderpsychiatrie. Unter Berücksichtigung der relativen Seltenheit autistischer Störungen hatte die Erforschung des frühkindlichen Autismus eine große Bedeutung in der Kinderpsychiatrie.

Verglichen mit dem infantilen Autismus war die Erforschung des Asperger-Syndroms bisher verschwindend gering. In den letzten zehn Jahren haben sich jedoch deutlich mehr Untersuchungen mit diesem Syndrom befasst. Vor diesem Hintergrund kann man nun so viel Material zusammenfassen, dass eine Übersicht möglich ist.

Aspergers Publikationen

Hans Asperger arbeitete in den 40er Jahren als Arzt an der heilpädagogischen Abteilung der Wiener Universitätskinderklinik. Er war Anhänger einer besonderen pädagogischen Methode, eben der Heilpädagogik, als Form der ärztlich/pädagogischen Milieubehandlung verhaltensgestörter Kinder. Die Behandlung baute auf diagnostischen Tests, der Milieustruktur und der Fähigkeit des Therapeuten auf, einfache und eindeutige Kommunikation mit empathischem Kontakt zu verbinden zu den Kindern. Lernen und Erziehung waren wichtige Elemente. Das Erleben der Natur ging als ein Bestandteil in die Erziehung ein. Die heilpädagogische Methode basierte auf einer humanistischen Philosophie.

Nachdem er einige Jahre auf diesem Gebiet gearbeitet hatte, fasste Asperger die ausführliche Darstellung von vier

Kindern mit einer psychischen Eigenart zusammen, die er nicht beschrieben gefunden hatte. Er publizierte diese Beobachtungen und seine Überlegungen dazu anhand der eigenen und der Entwicklungsgeschichten verschiedener anderer Patienten in seiner Habilitationsarbeit. Den Zustand bezeichnete er als »autistische Psychopathie« (Asperger 1944).

Diese Publikation war der Anfang in der Wahrnehmung einer psychischen Störung, die wir heute als »Asperger-Syndrom« bezeichnen. 1991 gab die Psychologin Uta Frith eine englische Übersetzung von Hans Aspergers Arbeit heraus, ein Beweis für die Bedeutung, die man heute dem Asperger-Syndrom als psychiatrischer Diagnose beimisst (Frith 1991).

Aspergers Arbeit enthält vier konkrete Falldarstellungen von psychischen Störungen, die er für charakteristisch hielt. Die Kinder, allesamt Jungen, können jedoch, wenn man die Beschreibungen liest, recht verschieden wirken, obgleich sie alle ernsthafte psychische Schwierigkeiten haben, die Hilfe erfordern. Aber trotz der individuellen Unterschiede zeichnen sich Gemeinsamkeiten ab, die Asperger noch am ehesten mit dem Phänomen »Autismus« umschreiben konnte, wie es Eugen Bleuler zu Anfang diesen Jahrhunderts dargestellt hatte (Bleuler 1919).

Die äußeren Anzeichen, die Asperger fand und als Hinweis auf Autismus deutete, waren Störungen in Blickkontakt, Körpersprache, Gestus und Sprachgebrauch. Im normalen alltäglichen Umgang mit anderen konnten die Kinder in diesen Bereichen keine natürliche, altersgemäße Kommunikation führen. Der Blick konnte fern sein, vielleicht nur flüchtig in die soziale Interaktion einbezogen. Körperhaltung und Gestus hatten keinen Bezug zu der Situation, in der sich das Kind befand, oft war es in einer Weise ungeschickt, die künstlich oder seltsam wirkte. Tonfall und Wortwahl hingegen waren insofern auffällig, dass bei gut entwickelter sprachlicher Kompetenz die Sprechweise von einer monotonen Sprachmelodie oder einer angenommenen, »erwachsenen« Ausdrucksweise geprägt wurde, die eine spontane verbale Kommunikation schwierig machte. Asperger fasste dies als Ausdruck einer Diskrepanz zwischen Intelligenz und Gefühlsleben bei diesen Kindern auf.

Die erwähnten Verhaltensweisen tauchten in der einen oder anderen Form bei allen Kindern auf, die Asperger ausführlich beschrieb. Darüber hinaus hatten zwei Kinder eine unreife Motorik, die sie in ihren Bewegungen unbeholfen erscheinen ließ. Dieselben Jungen waren ansonsten die auffälligsten vier Kinder, einer von ihnen (Fritz V.) in seinem Kontakt zu anderen in einem Ausmaß gestört, der dem infantilen Autismus entsprach, ein anderer (Harro L.) in seinen Reaktionen auf Mitmenschen, ohne jedoch sonst im Kontakt abweichend zu wirken. Die auffallenden Reaktionen bei ihm bestanden insbesondere aus plötzlichen heftigen Affektausbrüchen mit aggressivem Verhalten.

Die beiden anderen Kinder (Ernst K. und Hellmuth L.) zeigten umfangreiche Zwangssymptome, aber die Kontaktstörungen waren nicht so ausgeprägt wie bei Fritz V. Andererseits hatten beide weitaus größere Lernschwierigkeiten. Harro L. fing sehr spät zu sprechen an, bemerkenswert war jedoch, dass die sprachliche Entwicklung der Kinder nicht unmittelbar verzögert schien. Über Fritz V. wurde einmal berichtet, dass er schon im zweiten Lebensjahr Sätze sprechen konnte, die insgesamt eine überraschend erwachsene Prägung hatten.

Über die beschriebenen Züge hinaus, die Asperger besonders charakteristisch schienen, fand er auch viele Gemeinsamkeiten für die pädagogische Arbeit mit diesen Kindern. Milieutherapeutische Strategien, die sich als zweckdienlich erwiesen hatten, waren so ausgerichtet, dass man einen nicht zu nahen Kontakt zu den Kindern während der pädagogischen Arbeit suchen und nicht die verbale Kommunikation als einzige Form der Vermittlung von Regeln und Erklärungen anwenden sollte. Diese Kinder konnten die Pädagogen mit ihrem monotonen und unmodulierten Sprachstrom irritieren, der sich nicht auf bestimmte Aufgaben beziehen ließ. Die Kinder verstanden am besten kurze Aussagen darüber, wie Regeln sein sollten. Man musste also psychologisierende Erklärungen vermeiden, die nur eine Kette von pedantischen Gegenfragen auslösten, aber dem Kind kein tieferes Verständnis der sozialen Regeln vermitteln konnten. Das pädagogische Bemühen stellte große Anforderungen an die Mitarbeiter im Hinblick auf deutliche Kommunikation, konkrete Mitteilungsformen, freundliches und neutrales Auftreten und besonders Kontinuität in der Arbeit.

Aspergers ursprüngliche Beschreibungen entsprechen nicht ganz der Auffassung, die heute der Diagnose Asperger-Syndrom zugeschrieben wird, aber die Grundzüge seiner Sicht auf die Natur dieser Störung stimmen in großem Umfang mit den heutigen Erkenntnissen überein. Später werden die Veränderungen in der Betrachtung des Syndroms seit Aspergers Originalartikel dargestellt.

Beschreibung eines Kindes mit Asperger-Syndrom

Einen Eindruck vom Asperger-Syndrom erhält man am besten durch die Skizzierung des charakteristischen Verlaufs der psychischen Entwicklung eines betroffenen Kindes. Die folgende Beschreibung ist bewusst aus verschiedenen Krankheitsverläufen konstruiert, um die typischen Züge in den Entwicklungsgeschichten der einzelnen Kinder hervorzuheben. Sie stellt gewissermaßen einen prototypischen Verlauf dar.

P. ist ein Junge von acht Jahren, der vom Hausarzt der Familie zur kinderpsychiatrischen Untersuchung überwiesen wurde. Beide Eltern sind physisch und psychisch gesund. P. hat einen elfjährigen großen Bruder, der unauffällig ist. Es gibt in der übrigen Familie keine ernsten psychischen Erkrankungen, jedoch war ein Bruder des Vaters immer etwas starrköpfig und eigensinnig. Er hat dennoch eine eigene Firma, die gut läuft, obgleich er immer wieder Kunden und Mitarbeiter vor den Kopf stößt, weil er wenig Taktgefühl zeigt.

P. kam nach einer normalen Schwangerschaft ohne Komplikationen zur Welt, hatte jedoch ein niedriges Geburtsgewicht (Dysmaturität). Im Mutterkuchen fand man mehrere kleine Narben (Infarkte). P. entwickelte sich nach einigen Tagen gut, nahm zu und wirkte in seiner Entwicklung völlig normal. Schon mit elf Monaten konnte er laufen, war vorher aber wenig gekrabbelt. Die Eltern waren auch nicht der Ansicht, dass seine Sprachentwicklung sich sehr von der des älteren Bruders unterschied – sieht man einmal davon ab, dass P. bereits mit zwei bis drei Jahren die putzige Gewohnheit zeigte, Wendungen zu wiederholen, die er bei den Erwachsenen gehört hatte. Er konnte die Sätze korrekt nachsprechen, mit einem erwachsenen Tonfall, aber auch in Situationen, in denen die Eltern ein spontaneres und direkteres Agieren von ihm erwartet hätten, z.B. wenn er seinen Willen nicht bekam. Sie wunderten sich etwas darüber, dass er sich so »künstlich« ausdrückte. Ansonsten war er ein lieber, guter Junge, verträglich und ruhig.

Als P. in den Kindergarten kam, gab es zunächst einige überraschende und besondere Eingewöhnungsschwierigkeiten. Er war in den ersten Wochen nicht zu trösten, wenn die Mutter wegging, nachdem sie ihn hingebracht hatte. Die Erzieher deuteten an, die Mutter hätte ihn vorher vielleicht zu sehr beschützt, aber die Mutter fand das nicht. Obgleich die ersten Wochen schwierig waren, weil P. sich nicht eingewöhnen konnte, hielt die Mutter, unterstützt von den Erziehern, daran fest, dass er in den Kindergarten gehen sollte. Als P. sich schließlich doch eingewöhnte, hing er meist an einzelnen Erziehern und interessierte sich nicht so sehr für die anderen Kinder.

Nach gut einem Jahr Kindergarten wurde immer deutlicher, dass P. sich von den anderen Kindern unterschied. Er spielte kaum mit ihnen, besonders keine wilden Spiele, konnte jedoch mit Unterstützung der Erzieher gut in Sing- oder Versteckspiele einbezogen werden, die bestimmten Regeln folgten. Aber immer wieder fiel P. durch seine kritischen Kommentare über andere Kinder und sein eigensinniges Wesen auf; er bestand z.B. darauf, dass er dran sei, wenn er gar nicht an der Reihe war, mit dem Ergebnis, dass die anderen Kinder zornig wurden. Auch die Pädagogen hatten allmählich den Eindruck, dass er »bewusst« den anderen Kindern das Spiel verleidete, aber sie schafften es nicht, mit ihm darüber zu reden oder auch nur indirekt zu erfahren, was er selbst über sein Tun dachte. Die Eltern konnten überhaupt nicht verstehen, was die Erzieher des Kindergartens über sein nicht gerade soziales Verhalten berichteten. Die Mutter empfand einen gewissen Vorwurf gegen sie als Eltern und vermutete, die Erzieher im Kindergarten glaubten ihr und ihrem Mann nicht, wenn sie betonten, P. sei zu Hause ein rücksichtsvoller und lieber Junge. Der Vater sah in der Reaktion des Kindes gegen den Kindergarten einen beginnenden Protest gegenüber einer Pädagogik, die er als für seinen Sohn nicht zweckmäßig betrachtete. Seiner Meinung nach interessierte sich P. mehr für Dinge, die sonst eher ältere Kinder beschäftigten, z.B. die Natur, über die er erstaunlich viel wusste. Es kam immer wieder zu Konflikten zwischen den Eltern und dem Kindergarten darüber, wie P.s Verhalten aufzufassen sei und wie man ihm gegenüber am besten reagieren solle.

Mit Schulbeginn ging es besser als die Eltern zu hoffen gewagt hatten. Die Schule stellte höhere Ansprüche, was P. entgegenkam. Er lernte Neues mindestens ebenso schnell wie seine Altersgenossen. Nach einem Jahr mussten die Lehrer jedoch auf zunehmende Schwierigkeiten mit P. aufmerksam machen, besonders in seinem Verhalten gleichaltrigen Kindern gegenüber. Die Lehrer fanden, dass er sich allzu sehr von seinen Kameraden isolierte, sich anscheinend nicht für sie interessierte, ihnen manchmal auswich, sie manchmal jedoch auch bedrängte – ein widersprüchliches Verhalten. Die anderen Kinder fühlten sich von ihm verunsichert, und wenn es Konflikte zwischen P. und ihnen gab, regte sich P. auf eine Weise auf, die wunderlich wirkte: Seine Stimme war gepresst, hoch und schrill, und er stieß in hellem Stakkato die fürchterlichsten Flüche und Verwünschungen aus, während er mit ausgestreckten Armen geradezu »flatterte«. Sein Verhalten wirkte dann auch sonderbar auf die anderen Kinder, einige wichen ihm aus, andere hänselten ihn wegen seines Benehmens und nannten ihn »Storch«.

Im Unterricht kam er ansonsten gut mit, versuchte aber immer wieder, das Thema auf bestimmte Vögel zu bringen, die er gesehen hatte. Vögel waren sein Ein und Alles, von ihnen hatte er viele Bilder gesammelt. Obwohl er noch nicht über sichere Lese- und Schreibkenntnisse verfügte, hatte er Karteikarten angelegt. Auf ihnen waren die lateinischen Namen der Vögel genau aufgeschrieben oder vielmehr gemalt – und jede Karte zeigte ein Bild des jeweiligen Vogels.

Zu Hause gab es inzwischen Probleme. Obwohl sein Interesse für Vögel zunächst positiv wirkte, hatte es sich bald zu einer regelrechten Besessenheit entwickelt, die völlig unnatürliche Ausmaße annahm. Er konnte sich mit nichts anderem beschäftigen, übernahm keine häuslichen Pflichten und bestand mit schriller Stimme darauf, dass die Familie jeden Sonntag Fahrten zu Plätzen mit seltenen Vögeln unternahm. Er wurde wütend, wenn die Familie sich gegen seine »Tyrannei« wehrte. Plötzlich, eines Nachts, war er weg, und als er am frühen Morgen zurückkam, erzählte er, er sei draußen in einem nahe gelegenen Wäldchen gewesen, um bestimmte Nachtvögel zu beobachten. Als er schließlich damit anfing, halbverweste Vögel nach Hause zu bringen, musste die Familie ihm dies verbieten – wieder mit großen Konflikten als Folge. Es wunderte die Familie, dass diese stinkenden Vogelkadaver, die er intensiv studierte, keine Aversion in ihm hervorriefen, denn ansonsten achtete P. äußerst genau und übertrieben darauf, dass seine Wäsche nicht verschmutzt und ohne Falten gebügelt war.

Nach einem Gespräch mit dem Lehrer dachten die Eltern über den Vorschlag nach, P. psychologisch oder psychiatrisch untersuchen zu lassen. Zunächst standen sie diesem Gedanken aber sehr reserviert gegenüber. Ihre größte Sorge war, der Versuch, P.s Verhalten zu behandeln oder zu ändern, würde lediglich weitere verzweifelte Affektreaktionen auslösen. Gerade diese Reaktionen waren nach ihrem Dafürhalten nicht nur besonders schmerzlich für ihn selbst, es waren auch die Situationen, in denen sie fürchteten, P. könnte so weit getrieben werden, dauerhaft Schaden zu nehmen. Überzeugt, man müsse äußerst vorsichtig zu Werke gehen, um P. zu helfen, veranlassten die Eltern eine kinderpsychiatrische Untersuchung.

WHO – Definition des Asperger-Syndroms

Die WHO beschreibt das Asperger-Syndrom folgendermaßen:

> *»Eine Störung von unsicherer nosologischer Prägnanz, durch dieselbe Form qualitativer Beeinträchtigungen der gegenseitigen sozialen Interaktionen charakterisiert, die für den Autismus typisch ist, hinzu kommt ein Repertoire eingeschränkter, stereotyper, sich wiederholender Interessen und Aktivitäten. Die Störung unterscheidet sich vom Autismus in erster Linie durch das Fehlen einer allgemeinen Entwicklungsverzögerung bzw. eines Entwicklungsrückstandes der Sprache oder der kognitiven Fähigkeiten. Die meisten Patienten besitzen eine normale allgemeine Intelligenz, sind jedoch üblicherweise motorisch auffällig ungeschickt; die Erkrankung tritt vorwiegend bei Jungen auf (das Verhältnis Jungen zu Mädchen beträgt acht zu eins). Sehr wahrscheinlich sind wenigstens einige Fälle mildere Varianten des Autismus, jedoch ist unsicher, ob dies für alle zutrifft. Die Auffälligkeiten haben eine starke Tendenz, bis in die Adoleszenz und ins Erwachsenenalter zu persistieren. Es scheint, dass sie individuelle Charakteristika darstellen, die durch Umwelteinflüsse nicht besonders beeinflusst werden. Im frühen Erwachsenenleben treten gelegentlich psychotische Episoden auf.«* (ICD-10 1993)

Die Definition in den Forschungskriterien der WHO (ICD-10 1993) ist besser operationalisiert, d.h. sie gibt konkreter an, was vorliegen muss, um die Diagnose »Asperger-Syndrom« zu stellen:

> »**A.** *Keine generelle Verzögerung in der sprachlichen Entwicklung, weder im Sprachverständnis noch beim Sprechen selbst oder aber in der kognitiven Entwicklung. Die Diagnose setzt ferner voraus, dass einzelne Wörter bereits im Alter von zwei Jahren oder früher vorhanden waren und dass das Kind mit drei Jahren oder früher bereits Sätze bei der sprachlichen Kommunikation benutzte. Selbstständigkeit, Anpas-*

sung und Neugier der Umwelt gegenüber in den ersten drei Lebensjahren sollten denen von normalen Kindern entsprechen. Dagegen kann die motorische Entwicklung etwas verspätet sein und motorisches Ungeschick ist häufig (ist jedoch nicht notwendigerweise ein diagnostisches Kriterium). Isolierte Fähigkeiten auf bestimmten Gebieten, oft in Verbindung mit auffallenden Spezialinteressen, kommen gewöhnlich vor, sind jedoch auch nicht Voraussetzung für die Diagnose.

B. *Qualitative Abweichungen in der sozialen Interaktion nach denselben Kriterien wie beim Autismus:*

1) *Mangelhafte Fähigkeiten, die soziale Interaktion mit dem Gebrauch von Blicken, Gesichtsmimik, Körperhaltung und Gestus zu regulieren.*
2) *Mangelhafte Fähigkeiten, Freundschaften zu entwickeln, die gemeinsame Beschäftigung mit Interessen, Aktivitäten und emotionalen Beziehungen beinhalten.*
3) *Mangel an sozial-emotionaler Gegenseitigkeit. Dies zeigt sich durch sparsame oder abweisende Reaktion gegenüber den Gefühlen anderer Menschen, mangelhafte Modulation des eigenen Verhaltens in sozialen Situationen und eine unzusammenhängende Integration des sozialen, emotionalen und kommunikativen Verhaltens.*

C. *Ein ungewöhnlich intensives und monomanes Interesse. Enge, repetitive und stereotype Verhaltensmuster, Denkweisen und Aktivitäten. Dieselben Kriterien wie bei Autismus, außer dass es selten um stereotype motorische Gewohnheiten oder besondere Beschäftigung mit Details oder nichtfunktionalen Teilen von Spielsachen geht.*

D. *Der Zustand soll keine anderen Kategorien tiefgreifender Entwicklungsstörungen umfassen: Schizotypische Gemütskrankheiten; Schizophrenia simplex; reaktive Bindungsstörungen in der Kindheit; Bindungsstörungen mit wahllosem, ungehemmten Kontakt; zwanghafte Persönlichkeitsstruktur; obsessiv-kompulsive Zustände.«*

Erst seit 1992 ist das Asperger-Syndrom ein »offiziell anerkannter« Diagnosebegriff. Die zehnte Version der Internationalen Klassifikation psychischer Störungen der WHO hat im Gegensatz zu früheren Ausgaben das Asperger-Syndrom aufgenommen. Es gehört zur Gruppe der Entwicklungsstörungen, die als »tiefgreifend« bezeichnet werden:

F84	Tiefgreifende Entwicklungsstörungen (gemäß ICD-10)
F84.0	Frühkindlicher Autismus
F84.1	Atypischer Autismus
F84.2	Rett-Syndrom
F84.3	Sonstige desintegrative Störung des Kindesalters
F84.4	Überaktive Störung mit Intelligenzminderung und Bewegungsstereotypien
F84.5	Asperger-Syndrom
F84.8	Sonstige tiefgreifende Entwicklungsstörungen
F84.9	Nicht näher bezeichnete tiefgreifende Entwicklungsstörungen

Abb. 1: Nach ICD-10 (1993): Internationale Klassifikation psychischer Störungen, Bern/Göttingen/Toronto/Seattle 1993.

Die wichtigsten Diagnosen in der Gruppe der tiefgreifenden Entwicklungsstörungen sind frühkindlicher und atypischer Autismus. Beide werden später noch besprochen werden (S. 83ff.). Darüber hinaus muss das Rett-Syndrom erwähnt werden. Hierbei handelt es sich um ein Syndrom mit sowohl körperlichen als auch psychischen Symptomen. Die körperlichen Auffälligkeiten bestehen in einem kleinen Kopfumfang und zunehmenden neurologischen Symptomen in Form von Ataxie und spastischen Lähmungen. Wie beim Autismus kommen motorische Stereotypien vor, aber beim Rett-Syndrom sind sie von besonderer Art, denn sie bestehen aus windenden Handbewegungen, die das Kind ausführt, während es die Arme dicht in Brusthöhe an den Körper drückt. Störungen in der sozialen Interaktion und in der Sprache sind beim Rett-Syndrom nicht anders als beim Autismus oder beim atypischen Autismus. Das Rett-Syndrom findet man fast ausschließlich bei Mädchen.

Viele Untersucher müssen sich in den kommenden Jahren erst noch daran gewöhnen, die Diagnose des Asperger-Syndroms in der Praxis zu stellen. Kinder mit diesem Syndrom bekamen nach der bisherigen Klassifikation (ICD-8 1971) oft die Diagnose »infantile Grenzpsychose«, obwohl diese ältere Bezeichnung auch noch andere Typen psychischer Störungen umfasst. Aus diesem Grund soll hier beschrieben werden, wie die Diagnose »infantile Grenzpsychose« früher verwandt wurde. Dann soll eine entsprechende Erörterung des Begriffs »Borderline« folgen, der vermutlich als diagnostische Bezeichnung für einen Teil der Erwachsenen mit Asperger-Syndrom gebraucht wurde oder immer noch benutzt wird.

Infantile Grenzpsychose

Die dänische Kinderpsychiaterin Birte Høeg Brask (Brask 1965) gibt eine klinische Beschreibung und theoretische Abgrenzung der Diagnose »infantile Grenzpsychose«. Es handelt sich um eine Störung, die von einem zerbrechlichen psychischen Zustand geprägt ist, in dem das Kind leicht einen Durchbruch psychotischer (geistesgestörter) Symptome erleidet, ohne dass es ihm so schlecht geht wie bei einem richtigen psychotischen Schub. Lange erscheinen diese Kinder fast normal, es kann aber für kürzere oder längere Zeit zu aufflackernden Symptomen mit chaotischer Angst kommen. Gestörter Kontakt und falsche Wahrnehmung der Realität gehen damit einher, Verhaltensweisen, die man bei eigentlich psychotischen Zuständen findet.

»Infantile Grenzpsychose« umfasste als diagnostischer Begriff mehrere Untergruppen mit verschiedenen Erscheinungsformen. Diese wurden dadurch charakterisiert, dass jede für sich gewisse Züge mit anderen Syndromen gemeinsam hatte. Grenzpsychotische Patienten konnten z.B. Kindern ähneln, die an frühkindlichem Autismus oder an Schizophrenie litten, ohne dass von Zuständen derselben Schwere zu sprechen war.

Andere grenzpsychotische Zustände im Kindesalter mochten Gemeinsamkeiten mit psychischen Störungen haben, die weniger ausgeprägt erschienen als infantiler Autismus und Schizophrenie. Beispielsweise konnten zwangsneurotische oder charakterabweichende Züge das Bild bei grenzpsychotischen Kindern prägen, aber psychoseähnliche Zustände bewirkten, dass es ihnen schlechter ging als rein zwangsneurotischen oder charakterabweichenden Kindern.

Um eine Definition zu formulieren, die gemeinsam für die verschiedenen Untergruppen der grenzpsychotischen Zustände im Kindesalter gelten konnte, war es unumgänglich, diesen Begriff aus der psychoanalytischen Theorie zu benutzen und als eine Form der »Ich-Störung« zu definieren. Diese Störung konnte zwischen der psychotischen und der neurotischen bzw. charakterabweichenden oder normalen Ich-Struktur liegen. Die Definition basierte also nicht auf rein deskriptiven Kriterien – dafür waren die grenzpsychotischen Untergruppen in ihrer Symptomatik zu verschieden, sondern auf der Ich- oder Persönlichkeitsstruktur.

Die Sichtweise bezüglich der Diagnose »infantile Grenzpsychose« wurde somit ursprünglich in der psychoanalytischen Theorie verankert. Am deutlichsten kam dies in Formulierungen zum Ausdruck, die für die Beschreibung einiger typischer Züge dieser Zustände angewendet wurden, z.B. »Durchbruch psychotischer Angst« und »Schwierigkeit, zwischen Fantasie und Wirklichkeit zu unterscheiden«.

Die Form der infantilen Grenzpsychose, die am leichtesten als »atheoretisch«, d.h. ohne den Gebrauch abstrakter Begriffe z.B. psychoanalytischer Natur, zu definieren war, war eben die Form der »Grenzpsychose«, die dem infantilen Autismus und Asperger-Syndrom ähnelt.

Bei Kindern, die früher die Diagnose »infantile Grenzpsychose« erhielten, darunter auch Kinder, bei denen heute die

Diagnose »Asperger-Syndrom« gestellt würde, war der geringe Realitätssinn und die eventuell leicht aufbrechende Angst innerhalb des Rahmens der psychoanalytischen Theorie zu deuten. Der Angst wurde in diesem Zusammenhang besondere Bedeutung beigemessen; wenn die Kinder in der Realität nicht so viel Angst zeigten, wie man es in Verbindung mit einem grenzpsychotischen Zustand erwarten konnte, sprach man z.B. von »latenter Angst«.

Die WHO hat im letzten Diagnosesystem (ICD-10 1993) das Prinzip eingeführt, jede Diagnostik auf konkrete Definitionen zu stützen und nicht auf theoretische Abstraktionen. Das gilt auch für die Definition des Asperger-Syndroms, das sich gleichermaßen wie alle anderen psychiatrischen Diagnosen auf unmittelbar beschreibende Definitionen bezieht. Der diagnostische Oberbegriff »infantile Grenzpsychose«, der durch theoretische Annahmen aus der Psychoanalyse definiert wurde, findet also im Diagnosesystem der WHO keinen Platz mehr. Man muss andere Diagnosen benutzen, um Kinder, die früher als grenzpsychotisch bezeichnet wurden, einzuordnen.

Wenn jetzt keine theoretischen Kriterien mehr für die Definition der Diagnosen zugelassen sind, ist dies eine Voraussetzung dafür, Übereinstimmung zwischen dem Verständnis verschiedener Untersucher und dem Gebrauch der Diagnose zu erzielen. Wenn Diagnosen nicht konkret definiert sind, würden dieselben Krankheiten von verschiedenen Psychiatern unterschiedlich bezeichnet, d.h. es gäbe eine nur geringe Übereinstimmung (Reliabilität) in der Diagnose. Wenn eine Diagnose aber nur eine geringe Reliabilität im praktischen Gebrauch hat, besitzt sie auch nur einen geringen Wert (Validität) als Bezeichnung für ein bestimmtes psychisches Leiden.

Im Diagnosesystem der WHO ist das Asperger-Syndrom mit der Diagnose Autismus verknüpft und damit eine klinische Variante innerhalb der umfassenderen Kategorie »tiefgreifende Entwicklungsstörungen« (vgl. Abb. 1, S. 22).

Mangelhafte Fantasie muss als häufig vorkommende Begleiterscheinung des Asperger-Syndroms angesehen werden. Eine andere zentrale Behinderung ist die geringe Fähigkeit, sich Vorstellungen von Gedanken und Intentionen anderer Menschen zu machen, die mangelhafte Denkstruktur (theory of mind)*, die später (S. 50ff.) beschrieben werden wird.

Die verschiedenen Symptome, die man bei Kindern mit Asperger-Syndrom feststellen kann, entspringen nicht einer basalen Grundangst, sondern sind Folge mangelhaft entwickelter psychischer Fähigkeiten sozialer/kognitiver Art. Die Konsequenz für einige dieser Kinder kann eine leicht durchbrechende Angst sein, aber das gilt nicht für alle. Da die Hypothese, dass die Angst ein ursächliches Phänomen sei, so vorherrschend war, besonders in der Auffassung vom Begriff der Grenzpsychose bei psychoanalytisch ausgebildeten Kinderpsychiatern, soll dieser Aspekt kurz behandelt werden.

Einige Kinder mit Asperger-Syndrom zeigen wiederkehrende Angst vor ganz bestimmten Dingen oder umschriebenen Situationen, aber die Angst hat vermutlich immer ihre Wurzel in einem konkreten angsterregenden Erlebnis.

Als Beispiel mag ein neunjähriger Junge dienen, der immer große Angst bekam, wenn er sich bei Familienbesuchen in Kopenhagen dem Runden Turm näherte. Das Problem war immer wieder aufgetaucht, und die Familie musste, wenn sie den Jungen mitgenommen hatte, sich darauf einstellen und die Wege in der Stadt so legen, dass man einen Bogen um den Runden Turm machte. Hintergrund der Angst des Jungen war ein Erlebnis, das er einige Jahre zuvor gehabt hatte: Als er sechs Jahre alt war, fuhr die Familie eines Tages nach Kopenhagen. Gerade, als man am Runden Turm vorbeikam, trat eine als Straßengaukler verkleidete Person auf Stelzen plötzlich vor den Jungen, der wegen dieser unerwarteten und unbe-

* Selbst wenn die englische Bezeichnung »theory of mind« bis zu einem gewissen Grad in der Fachterminologie Wurzeln geschlagen hat – und in gewissen Zusammenhängen nicht umgangen werden kann –, wird hier die Bezeichnung »Theorie des Mentalen« benutzt, das Substantiv »Mentalisierung« und das Verb »mentalisieren« verwendet. Es soll die »interne Theorie seelischer Zusammenhänge« beschreiben, eine »Theorie der psychischen Welt« des anderen Menschen, die Gegebenheiten erfasst, welche dem Handeln und Kommunizieren zu Grunde liegen.

kannten Situation heftig erschrak. Seither wollte er dem Runden Turm nicht mehr nahe kommen. Da der Junge über eine altersgemäß entwickelte Sprache verfügte, wunderte sich die Familie, dass weder verbale Erklärungen noch der Versuch konkreter Versicherungen die Angstreaktion des Kindes verändern konnten, die auch noch Jahre später unverändert bestand. Das Kind konnte zwar die sprachliche Versicherung der Eltern wiederholen, dass der Gaukler dort nicht mehr sei, und dass es nichts gebe, worüber man sich ängstigen müsse. Aber dies änderte nichts an der wiederkehrenden Angstreaktion in Bezug auf den Runden Turm.

Die Neigung zum Wiederholen bestimmter psychischer Reaktionen, auch von Reaktionen emotionaler Art, ohne dass diese bearbeitet werden können, ist charakteristisch für das Asperger-Syndrom und den so genannten intelligenten (high-functioning) frühkindlichen Autismus. Es erinnert an eine Form des Festhaltens an bestimmten Mustern, die Perseveration genannt wird und bislang als Zeichen einer »hirnorganischen« Störung gedeutet wurde. Inzwischen wird es auch als eine Form repetitiver »Stereotypie« betrachtet, die ein klassisches Symptom des infantilen Autismus und anderer tiefgreifender Entwicklungsstörungen ist (Jørgensen 1993).

Wie bereits erwähnt, wird oft folgende Charakterisierung eines Kindes, das als grenzpsychotisch angesehen wird, gegeben: »Es kann nicht zwischen Fantasie und Wirklichkeit unterscheiden.« Normale Kinder mögen sich ihren eigenen und den Fantasien anderer Kinder hingeben, z.B. während des Spiels, und sie können dies auf eine Weise tun, als ob die Fantasien konkrete Elemente des alltäglichen Lebens wären. Trotzdem können sie klar unterscheiden, was sie in der Fantasie erleben und was zur konkreten Wirklichkeit gehört. Wenn man beispielsweise wegen der deutlich wahrnehmbaren Versunkenheit des Kindes in seiner Fantasiewelt etwas besorgt ist und das Kind mit der Frage konfrontiert, inwieweit es sich darüber im Klaren ist, dass es sich nur um Fantasie handelt, werden viele Kinder mit schlecht versteckter Irritation nachsichtig antworten: »Ach – das ist doch nur etwas, was ich spiele!«

Von Kindern mit tiefgreifenden Entwicklungsstörungen, die zu deutlichen kommunikativen Schwierigkeiten führen, kann schon auf Grund der Kommunikationsprobleme nicht erwartet werden, dass sie anderen so elegant klarmachen können, was sie erleben, z.B. was Vorstellung und was Wirklichkeit betrifft. Außerdem gibt es überzeugende Belege dafür, dass die Fähigkeit zur Fantasie bei Kindern mit Autismus und verwandten Entwicklungsstörungen, darunter auch das Asperger-Syndrom, gering ist. Die Vorstellungswelt dieser Kinder wird mehr von konkreten Erinnerungsbildern erfüllt, d.h. von Reproduktionen früher unmittelbar erlebten Materials. Diese Kinder haben daher nur wenig Möglichkeiten, überhaupt zu verstehen, was mit Fantasie gemeint ist. Da ihre Vorstellungswelt hauptsächlich aus Erinnerungsbildern der Wirklichkeit besteht, haben sie Schwierigkeiten, die Bedeutung der Frage zu verstehen, die ja voraussetzt, dass man weiß, was Fantasie ist. Die ihre Vorstellungswelt betreffenden Entwicklungsprobleme sind bei einer nicht geringen Anzahl der Kinder vorhanden, bei denen früher die Diagnose »Grenzpsychose« gestellt wurde. Es ging nicht darum, dass sie Vorstellungen von Fantasie und Wirklichkeit in ihrem eigenen Bewusstsein vermischten, sondern dass sie faktisch keine Fantasie entwickelten, um unterscheiden zu können, was z.B. auf einer Zeichnung Elemente beginnender Fantasie waren und was konkrete Wiedergabe früherer Erlebnisse.

Wegen ihren kommunikativen Störungen reden autistische Kinder wie selbstverständlich auch von Dingen, deren Hintergrund die Zuhörer nicht kennen. Das ist gerade ein Teil des Kernsymptoms bei autistischen Störungen, dass Kinder kein Gefühl dafür haben, was die Zuhörer noch verstehen können, wenn sie z.B. über Erlebnisse berichten. Ein Kind mit Autismus versteht auch nicht, dass die Echolalie seiner Sprache für andere bedeutungslos ist. Deshalb gebrauchen Kinder mit infantilem Autismus und anderen tiefgreifenden Entwicklungsstörungen so leicht bedeutungslose Wiederholungen früherer Erlebnisse und bringen diese in Zusammenhänge, wenn es keinen Sinn macht. Von anderen kann dies als Ausdruck einer »zügellosen Fantasie« gedeutet werden. Bei Kindern mit autistischen Entwicklungsstörungen wird leicht diese scheinbare Diskrepanz deutlich zwischen den Vorstellungen (Erinnerungsbildern) und der Wirklichkeit, in der sich das Kind befindet. Aber es geht nicht darum, das Gefühl für Vorstellungswelt und Realität zu verlieren, wie z.B. bei psychotischen Zuständen. Hier entsteht kein Bruch in der Realitätsauffassung, sondern es handelt sich um die natürliche Konsequenz eines veränderten psychischen Entwicklungsprofils mit gering entwickelter Fantasie und einer enormen Fähigkeit, zu beobachten und zu erinnern. Das Phänomen ist also von der Kategorie »psychotisch« weit entfernt.

Borderline

Als »Borderline« kann ein Zustand beschrieben werden, der von wechselnden und intensiven Gefühlen anderen gegenüber und deshalb auch von wechselnden Beziehungen zu anderen geprägt ist. Instabilität, eventuell auch Suchtverhalten bestimmen die Lebensführung. Personen mit Borderline-Zustand werden leicht von Gefühlen der Leere heimgesucht, die in ernsthafte Depressionen übergehen können, manchmal begleitet von Selbstmordversuchen. Schließlich kann es kurze Phasen geben, in denen so genannte mikropsychotische Episoden erlebt werden: Ein Gefühl, nicht man selbst zu sein, dass die Welt sich plötzlich auf unerklärliche Weise verändert; oder ein Gefühl plötzlicher Angst, begleitet von kurzfristigen Halluzinationen.

Borderline im Erwachsenenalter ist eine Störung der Persönlichkeitsentwicklung, d.h. es gibt einige relativ unveränderbare Wesenszüge bei den betroffenen Menschen. Die WHO gibt an, Diagnosen für Störungen in der Persönlichkeit, hierunter Borderline, sollten im Kindesalter nicht gestellt werden, weil die Symptome nicht als bleibend anzusehen sind, bevor das Jugendalter erreicht ist.

Borderline kann als ein Zustand zwischen Psychose und Normalität aufgefasst werden oder zwischen Psychose und Neurose, respektive als asoziale Persönlichkeitsabweichung. Obgleich Borderline ein Begriff ist, der auf der psychoanalytischen Theorie basiert, hat man versucht, ihn in einen klinisch deskriptiven Sprachgebrauch zu »übersetzen« (Kolb/Gunderson 1980). Die oben gegebene Beschreibung stimmt mit Gundersons Definition überein.

Es ist möglich, dass manche erwachsenen Patienten, die nach dem letzten Diagnosesystem der WHO die Kriterien des Asperger-Syndroms erfüllen, bisher die Diagnose »Borderline« erhielten (entsprechend früherer diagnostischer Praxis), weil das Asperger-Syndrom noch nicht im Diagnosesystem enthalten war. In der Zeit von 1970 bis 1985 nahm die Diagnose »Borderline« stark zu (Mors 1988). Gleichzeitig wurde seltener die Diagnose Schizophrenie gestellt. Dies deutet darauf hin, dass konkretere Schizophreniekriterien vermehrt angewendet wurden und eine Gruppe von Menschen mit eher »uncharakteristischen« Symptomen (im Verhältnis zu den Schizophreniekriterien) häufiger die Diagnose Borderline erhielt.

Es scheint also bei Menschen mit Asperger-Syndrom in der Zeit bis 1970 oft die Diagnose Schizophrenie gestellt worden zu sein, während sie nach 1970 eher die Diagnose Borderline erhielten.

Vergleicht man die vorgenannte Charakterisierung von Borderline mit der Beschreibung des Asperger-Syndroms, sind nur schwer Gemeinsamkeiten zu finden. Erwachsene mit Asperger-Syndrom sind immer in ihrer Interaktion mit anderen Menschen gestört, aber gewöhnlich nicht auf die wechselnde und intensive Weise wie beim Borderline-Zustand. Instabiles Lebensgefühl, eventuell auch Suchtprobleme, sind ungewöhnlich bei Menschen mit Asperger-Syndrom, die in gesicherten sozialen Verhältnissen leben. Dagegen liegt die Beschreibung eines Gefühls der Leere, Depressionstendenz und Vorkommen so genannter mikropsychotischer Episoden (Chaosreaktionen) in Verbindung mit dem Borderline-Zustand nahe bei einigen Reaktionen, die bei Menschen mit Asperger-Syndrom zu beobachten sind, besonders in gefühlsmäßig belasteten oder sozial unsicheren Situationen.

Bei der klinischen Beurteilung einer erwachsenen Person mit psychischen Störungen, die dem Asperger-Syndrom entsprechen, aber teilweise auch bei Borderline vorkommen, muss man zwei Fragen beachten, bevor man eine endgültige Diagnose stellt: Wie war die Entwicklung in der Kindheit? Wie wirken sich eventuell ungünstige soziale Verhältnisse auf den Zustand aus? Menschen mit Asperger-Syndrom haben Schwierigkeiten, soziale Probleme zu kompensieren, und ihr Zustand kann dadurch beeinflusst worden sein, dass sie früher nicht die notwendige Hilfe erhielten, wodurch eine Reihe ernster Komplikationen, beispielsweise Drogenmissbrauch, hätten vermieden werden können.

Vieles deutet darauf hin, dass Borderline im Erwachsenenalter Ergebnis einer psychischen Entwicklung bei Menschen ist, die in der Kindheit einerseits von besonderen Entwicklungsstörungen – eventuell hirnorganischer Art – geprägt waren, und zum anderen während des Heranwachsens unter ungünstigen Bedingungen gelebt haben. Die Entwicklungsstörungen, die der Borderline-Persönlichkeit im Erwachsenen- alter vorausgehen, treffen die Steuerung der Aufmerksamkeit, der motorischen Kontrolle und sinnlichen Wahrnehmung (Hellgren 1990). Diese Störungen werden oft als MBD oder DAMP (S. 93ff.) bezeichnet.* Ungünstige Bedingungen können relativ sein, d.h. ungünstig im Verhältnis zu den besonderen Entwicklungsstörungen des Kindes (MBD/DAMP), wenn z.B. kein passendes Spezialangebot für die Tagesbetreuung oder im Kindergarten vorhanden ist, was die spätere Borderline-Komplikation hätte verhindern können. Ungünstige Bedingungen können aber auch allgemein durch ein schwer gestörtes Familienleben mit Drogenmissbrauch oder psychi-

* MBD ist die Abkürzung für »Minimal Brain Dysfunction« / DAMP für »Disorder of Attention, Motor Control and Perception«.

schen Krankheiten, eventuell begleitet von Gewalt und sexuellem Missbrauch, gegeben sein.

Bei der Diagnose von Borderline im Jugend- und Erwachsenenalter ist es nicht nur wichtig, vor der Behandlung den familiären Hintergrund zu beleuchten, vor dem der Patient aufgewachsen ist, sondern auch zu prüfen, ob noch MBD/ DAMP oder dem Asperger-Syndrom entsprechende Störungen vorliegen.

Später wird die Beschreibung einer Reihe anderer Diagnosen folgen, die wie das Asperger-Syndrom deskriptiv definiert und für die Differentialdiagnose wichtig sind.

Das Asperger-Syndrom – eine klinische Übersicht

Die englische Kinderpsychiaterin Lorna Wing hat durch ihre epidemiologischen Studien das Asperger-Syndrom gewissermaßen »wieder entdeckt«. Schon früher waren in kinderpsychiatrischen Publikationen Arbeiten zum Asperger-Syndrom referiert worden, Lorna Wing aber war die Erste, die in konkreten Forschungsarbeiten die Bedeutung des Asperger-Syndroms als Diagnose dokumentierte.

1979 veröffentlichte sie zusammen mit ihrem Kollegen J. Gould eine systematische Untersuchung an Kindern mit basalen Störungen im sozialen/kommunikativen Bereich. Ein Teil hatte Autismus in der Form, die Kanner 1943 beschrieb, aber genauso viele Kinder zeigten autismusähnliche Kontaktstörungen, d.h. atypische Formen von Autismus. Ungefähr zwei Drittel mit »typischem« Autismus waren auch geistig behindert, was bei fast allen Kindern mit atypischem Autismus zutraf (Wing/Gould 1979). In Verbindung mit Untersuchungen über autistische und atypisch autistische Kinder fand Lorna Wing eine dritte Gruppe mit autismusähnlichen Kontaktstörungen, jedoch weniger ausgeprägt. Die Schwierigkeiten dieser Kinder entsprachen in auffälliger Weise denen, die Asperger seinerzeit in seinen Publikationen beschrieb.

Einige Jahre später schilderte Lorna Wing diese Kinder mit leichteren basalen Kontaktstörungen, die zwar mit dem Autismus verwandt sind, sich aber in einer Reihe von Punkten unterscheiden. Sie bezeichnete dies als »Asperger-Syndrom« und gab eine detaillierte Definition (Burgoine/Wing 1983):

1) Mangel an Empathie
2) Abweichende soziale Interaktion

3) Abweichende verbale Kommunikation
4) Abweichende nonverbale Kommunikation
5) Spezialinteressen
6) Begrenzte Fantasie
7) Motorisches Ungeschick

Der Kinderpsychiater Christopher Gillberg hat in den letzten Jahren am überzeugendsten an einer Abgrenzung zum Asperger-Syndrom festgehalten, die der von Lorna Wing entspricht. Er sieht Asperger-Syndrom und Autismus als verwandte Zustände an und hat sich für die Existenz eines »Autismusspektrums« ausgesprochen: Atypischer Autismus – Autismus – Asperger-Syndrom. Wo in diesem Spektrum sich der jeweilige Zustand befindet, ist nicht so sehr eine Frage der Ausprägung des Autismus, sondern wie schwer eine eventuell begleitende geistige Behinderung ist. Auf der linken Seite des Spektrums befindet sich der atypische Autismus mit schwerer geistiger Behinderung, auf der rechten Seite das Asperger-Syndrom mit normaler oder sogar hoher Intelligenz (Gillberg 1990).

In Verbindung mit der Ausarbeitung der letzten Internationalen Klassifikationen psychischer Störungen der WHO wurde beschlossen, das Asperger-Syndrom aufzunehmen, wenngleich hervorgehoben wurde, es sei noch unsicher, ob es sich dabei um eine selbstständige diagnostische Einheit oder um eine Variante des Autismus handelt.

Besonders die Kinderpsychiaterin Birte Høeg Brask bewirkte, dass Beschreibungen des Asperger-Syndroms den dänischen Psychiatern und Kinderpsychiatern bekannt wurden.* Ihr Beitrag zum ersten dänischen Lehrbuch für Kinderpsychiatrie von Lomholt behandelt das Asperger-Syndrom (Brask 1965).

In den letzten Jahren hat vor allem Christopher Gillberg das Wissen über das Asperger-Syndrom unter den nordischen

* In Deutschland sind besonders Bosch, Kehrer und Weber zu nennen, auch die Lehrbücher von Asperger / Eggers / Lempp / Nissen / Strunk / Lutz und Tramer.

Kinderpsychiatern bekannt gemacht, gleichzeitig mit seiner Bevölkerungsuntersuchung im Gebiet um Göteborg, die als epidemiologische Forschung auf dem Gebiet der Kinderpsychiatrie international bekannt wurde.*

Damit ist Gillberg und einem seiner Mitarbeiter gelungen (Ehlers/Gillberg 1993), Zahlen zur Prävalenz des Asperger-Syndroms bei Sieben- bis Sechzehnjährigen in Göteborg und Umgebung anzugeben: ca. 0,5%. Die Prävalenzzahl muss in dieser Untersuchung als Mindestangabe angesehen werden. Genau wie in anderen Untersuchungen kam das Asperger-Syndrom häufiger bei Jungen vor, ungefähr viermal mehr als bei Mädchen. In einigen früheren Veröffentlichungen aus Kliniken wurden bedeutend höhere Zahlen für das Vorkommen bei Knaben angegeben, in einigen Studien das neun- bis zehnfache. Aber da die schwedische Untersuchung eine Gesamtbevölkerung umfasste, muss die Feststellung von relativ mehr Mädchen mit Asperger-Syndrom als bei früheren Untersuchungen als verlässlich angesehen werden.

Abgrenzung

Die offizielle Definition der WHO für das Asperger-Syndrom wurde im vorangegangenen Kapitel (S. 20ff.) bereits zitiert, eine für den klinischen Gebrauch und eine für die Forschung.

Zusammenfassend ist das Asperger-Syndrom vor diesem Hintergrund wie folgt zu charakterisieren:

1) Schwierigkeiten in der sozialen Interaktion bezüglich situationsangemessenem Blickkontakt, sowie Mimik, Gesten und Körperhaltung. Mangelhafte Fähigkeit, Freundschaften mit gemeinsamen Interessen, Aktivitäten und Gefühlen zu entwickeln. Im Verhältnis zu anderen Menschen ist generell eine fehlende Befähigung zur Gegenseitigkeit in der sozialen Interaktion mit mangelhafter Fähigkeit zu einem

* In Deutschland ist auf Publikationen von Kehrer, Weber, Innerhofer/Klicpera zu verweisen.

situationsangemessenen Verhalten festzustellen. Das Verhalten kann nicht der sozialen, emotionalen oder kommunikativen Bedeutung angepasst werden.

2) Altersentsprechende sprachliche Entwicklung. Besonders in den ersten drei Jahren ist die Sprachentwicklung normal. Im Erwachsenenalter kann die Sprache besonders differenziert sein mit großem Wortschatz und mit einer hoch entwickelten sprachlichen Formulierungsfähigkeit. Es kann sich jedoch um eine Art »Sprache um der Sprache willen« handeln, mit begrenztem Interesse und Gefühl für Bedeutung und Kommunikation. Die Sprache kann deshalb eine überkorrekte, elaborierte und konstruierte Prägung haben. Eine ausgesprochene Echolalie wie beim Autismus ist nicht festzustellen, z.B. umgekehrter Gebrauch der persönlichen Fürwörter »ich« und »du«. Die Echolalie zeigt sich jedoch darin, dass der Sprachgebrauch pedantisch wirkt, er kann sich anhören, als ob aus einem Lehrbuch mit gelehrten Wendungen vorgelesen wird. Die Sprachmelodie wirkt monoton, und die Stimmlage kann entweder zu hoch oder zu tief sein. Die verbale Kommunikation erscheint unspontan.

3) Ungewöhnlich starke Spezialinteressen, das Besessensein von verschiedenen Themen, innerhalb derer die betreffende Person ein sehr großes Wissen erreichen kann. Aber die Beschäftigung mit den Interessengebieten wirkt zwanghaft und geschieht ohne das Bestreben, die engen Fähigkeiten sozial, z.B. in einer Ausbildung oder im Aufbau von Freundschaften, zu nutzen. Die Menschen mit Asperger-Syndrom, die sich in der Gesellschaft am besten zurechtfinden, können Kontakt zu einem anderen Menschen aufbauen, der ihre Spezialinteressen teilt, der Kontakt bleibt jedoch emotional darauf begrenzt. Er umfasst lediglich die Freude über ein gemeinsames Interesse, und wird nicht so leicht zur eigentlichen Freundschaft mit einer Beziehung zur anderen Person ausgebaut. Über die Spezialinteressen hinaus kann das Zwanghafte auch in stereotypen, wiederholten Handlungsmustern des täglichen Lebens liegen, rigiden Routi-

nen, die sich nur sehr schwer verändern lassen, und die bewirken können, dass situationsrelevante Handlungen zu mobilisieren sind, wenn es erforderlich ist. Menschen mit Asperger-Syndrom leben so sehr in ihren eigenen Gewohnheiten und Mustern, dass sie nicht selbstständig den Anforderungen eines Alltags gewachsen sind.

Die genannten drei Punkte resümieren Wesenszüge von Kontakt, Sprache und Gewohnheiten, die Menschen mit Asperger-Syndrom prägen. Diese Züge oder Symptome bewirken zusammengenommen, dass ein solcher Mensch Hilfe braucht, selbst wenn es viele Gebiete im täglichen Leben gibt, die er selbstständig wahrnehmen kann. Die Person wird als »besonders« oder »ungewöhnlich« erlebt, je nachdem ob man Störungen oder besondere Begabung bei Interessen oder Kenntnissen wahrnimmt.

Wenn das »Sonderbare« im Auftreten eines solchen Menschen sehr ins Auge fällt, ist es nicht verwunderlich, wenn ihn Nachbarn und andere, die ihn nur flüchtig kennen, für »absonderlich« oder »verrückt« halten. Es liegt auch auf der Hand, dass Psychiater, die Menschen mit Asperger-Syndrom kennen lernen, anfangs überlegen, ob eine Schizophrenie, also eine Geisteskrankheit, vorliegt. Schizophrenie ist aber ein Zustand mit psychotischen Symptomen, wie Halluzinationen, Wahnvorstellungen oder »verrückter« Wahrnehmung eigener Gedanken und Gefühle, z.B. dass man von Außenkräften gesteuert wird.

Beim Asperger-Syndrom kommen solche verrückten Vorstellungen oder halluzinatorischen Erlebnisse nicht vor. Es muss jedoch erwähnt werden, dass Menschen mit Asperger-Syndrom dekompensieren und in einen psychoseähnlichen Zustand abgleiten können, wenn sie auf Grund unüberwindbarer äußerer Anforderungen nach Anpassung unsicher, verwirrt und ratlos, vielleicht auch übermäßig angespannt und chaotisch werden. Nachdem dann die sichere Routine des Alltags wiederhergestellt ist, verschwinden auch diese peinlichen Verwirrheitszustände, und das gewohnte rigide Verhalten kehrt zurück. Um diese Verwirrtheitszustände von psychotischen Symptomen unterscheiden zu können, wurde von englischer Seite vorgeschlagen, sie »chaotic states«, also Chaoszustände, zu nennen.

Wenn nun ein Erwachsener mit der Hauptdiagnose Asperger-Syndrom einige Zeit »chaotic states« durchlebt, schizophrenieähnliche psychotische Symptome oder psychotische Manifestationen mit schweren Stimmungsschwankungen depressiver oder manischer Art, müssen diese natürlich erkannt und als ernste psychische Störungen behandelt werden. Die oben genannten Beispiele psychotischer Reaktionen bei Personen mit Asperger-Syndrom sind zwar oft vorübergehend, sie sind jedoch manchmal so ernst, dass sie die Einweisung in eine Psychiatrische Klinik erfordern.

Asperger-Syndrom im Kindesalter

Bei Kindern mit Asperger-Syndrom kann man erst nach dem vierten bis sechsten Lebensjahr Anzeichen deutlicher psychischer Störungen erkennen. Oft fällt zu Beginn des Schulalters auf, dass ein Kind in der Interaktion mit anderen, in seiner Kommunikation sowie in seinen Interessen und seinem Verhalten abweicht.

Natürlich können bereits mit zwei bis drei Jahren leichtere Anzeichen von Eigentümlichkeiten in der psychischen Entwicklung vorkommen, etwa übertriebene Abhängigkeit von Routinen im Alltag verbunden mit einer übergroßen Verletzbarkeit und Verwirrung bei Änderungen der täglichen Routine. Im Verhältnis zu anderen haben Kleinkinder, die später ein Asperger-Syndrom entwickeln, oft schon im Kindergarten weniger Interesse daran, sich mit Gleichaltrigen zu beschäftigen. Viele Eltern empfinden zwar, dass ihr Kind anders als andere ist, aber fast alle Eltern, auch die übrigen Angehörigen, ebenso z.B. die Erzieher im Kindergarten, erleben das Kind nicht als psychisch gestört, sondern lediglich als ein Kind mit einer etwas eigenen »Persönlichkeit«.

Die frühe Sprachentwicklung dieser Kinder ist nicht auffallend, vielleicht eine Spur verspätet. Das Kind kann jedoch zwei-drei-Wort-Sätze bereits mit drei bis vier Jahren anwenden. Es ist oft eine Tendenz dazu vorhanden, die Sprache nicht in dem Grad zu gebrauchen, in dem sie tatsächlich zu nutzen wäre. Das liegt daran, dass beim Asperger-Syndrom die Sprachprobleme mehr kommunikativer als rein sprachlicher Art sind.

Soziale Interaktion

Das wesentliche Problem für Eltern von Kindern mit Asperger-Syndrom ist oft, dass sie es als schwierig empfinden, auf vorhersehbare Weise nahen Kontakt zum Kind zu bekommen. Eigentlich ist aber nicht die gefühlsmäßige Seite des Kontakts das Hauptproblem, selbst wenn häufig emotionale Komplikationen im Kontakt zwischen Kind und Eltern entstehen. Das Hauptproblem ist die Art und Weise, wie soziale Interaktion erfolgt, wenn man mit einem Kind mit Asperger-Syndrom zusammen ist. Das Kind reagiert nicht natürlich auf soziale Signale seitens der Eltern. Die Störungen in der sozialen Interaktion sind fundamental, d.h. sie zeigen sich als Schwierigkeiten in der sozialen Interaktion als solcher, nicht bloß in spezifischen Situationen bei dieser Interaktion, z.B. im emotionalen Bereich oder bei der Forderung nach Regeln und Pflichten im Alltag. Das Kind hält an seinen eigenen Gewohnheiten fest, wenn es mit anderen Menschen zusammen ist. Es wird von anderen Kindern und Erwachsenen entweder als schwierig oder seltsam erlebt.

Kommunikation

Kinder mit Asperger-Syndrom haben sowohl sprachlich wie auch nonverbal kommunikative Schwierigkeiten. Die verbalen Kommunikationsschwierigkeiten können darin bestehen, dass das Kind in Situationen oft stumm ist, wo man einen größeren Einsatz von Sprache hätte erwarten können. Die sprachliche Kommunikation kann im Verhältnis zu Gleichaltrigen weniger entwickelt sein, gleichzeitig treten bei der Art zu sprechen leichte Eigentümlichkeiten auf. Diese sind schwer zu beschreiben, aber man spricht oft davon, dass an der Sprechweise in den frühen Lebensjahren etwas »künstlich« oder »unspontan« ist. Man hört nicht die markante Echolalie wie beim infantilen Autismus – d.h. es kommen nicht unmittelbar Wiederholungen dessen vor, was das Kind gerade gehört hat – oder den umgekehrten Gebrauch der persönlichen Fürwörter »ich« und »du«. Obwohl Kinder mit Asperger-Syndrom wie alle anderen immer mit »du« angesprochen werden, finden sie doch intuitiv heraus, dass sie selbst »ich« sagen müssen, damit andere verstehen, dass sie von sich selbst sprechen. Vermutlich entwickelt sich der korrekte Gebrauch der persönlichen Fürwörter bei Kindern nicht nur über das Üben, wenn sie hören, was andere tun. Indem sie die Welt wahrnehmen, lernen sie, dass andere »ich« sagen, wenn sie von sich selbst , und nicht, wenn sie vom Kind sprechen; deshalb könnte das Kind eigentlich zur Auffassung gelangen, das Wort »ich« sei immer mit anderen Menschen verbunden. Man kann sich das Ganze nur so erklären, dass Kinder durch intuitive psychologische Fähigkeiten verstehen, sich selbst mit »ich« zu bezeichnen, obwohl sie nie selbst gehört haben, dass von ihnen als von »ich« gesprochen wurde. Die psychologische Einsicht hängt zweifellos mit der Fähigkeit zusammen, sich in andere einzufühlen, wie sie die Welt erleben, und diese Fähigkeit muss als Voraussetzung zur Kommunikation mit anderen angesehen werden.

Die nonverbalen Kommunikationsschwierigkeiten bestehen z.B. in einem seltsamen Gebrauch von Gestus, Körpersprache und Mimik. Oft gibt es keine Übereinstimmung zwischen dem, was das Kind ausdrücken will und den begleitenden nonverbalen Signalen in Tonfall, Körperhaltung und Gesten. Es handelt sich um eine minderentwickelte Fähigkeit der natürlichen Synchronisierung zwischen dem Inhalt, den eine sprachliche Mitteilung hat, und den begleitenden Signalen. Dies stört die Kommunikation besonders mit Personen, die das Kind nicht gut kennen und die sich deshalb erst an seine spezielle »Art« gewöhnen müssen.

Spezialinteressen

Im Kindergartenalter fängt das Kind an, merkwürdige Aktivitäten zu entfalten, die viel Raum in seinem Alltag einnehmen, z.B. sammelt es Tierreste. Die Beschäftigung mit besonderen Dingen kann sich ausweiten, und das Kind erwirbt ein beachtliches Wissen auf einem Spezialgebiet, das weit über das hinausgeht, was für Kinder diesen Alters normal ist. Gleichzeitig beginnt dieses Interesse einen solchen Umfang anzunehmen, dass andere vielseitige und altersgemäße Interessen verschwinden. Man spricht von »Spezialinteressen«, weil sie einen solch auffallenden Platz im Leben des Kindes beanspruchen und im Gegensatz zu einem nur geringen Interesse für andere Wissensgebiete stehen, die Kinder normalerweise haben. Diese »Spezialinteressen« sind ein charakteristischer Wesenszug beim Asperger-Syndrom.

Beispiel: E.F. ist ein 9-jähriger Junge, dessen besonderes Interesse dem »Glücksrad« im Fernsehen gilt. In dieser Rätselsendung (SAT 1) müssen die Teilnehmer ein Wort oder einen Satz durch das Auswählen von richtigen Buchstaben erraten, die dann nacheinander auf ihren Platz im Wort oder Satz eingesetzt werden. Die Sendung wird täglich in einer neuen Version ausgestrahlt, und der Junge musste sie zwanghaft und genau pünktlich jeden Tag sehen, oft wollte er sie auf Video aufnehmen, sodass er sie nochmals sehen konnte.

Den Kern seines Interesses bildeten der Aufbau der Wörter aus den verschiedenen Buchstaben, die Kombinationsmöglichkeiten und besonders die Tatsache, dass ein einzelner Buchstabe, vor ein Wort gesetzt, eine ganz neue Bedeutung des Wortes ergeben kann, wie beispielsweise »Arm« zu »Darm« wird. Bei dieser Beschäftigung wurde er auffallend hektisch, fast euphorisch und motorisch unruhig, während er gleichzeitig auf merkwürdige Art mit den Händen flatterte.

Sein Spezialinteresse für Wortbilder konnte er im Unterricht der Sonderschule nutzen. Aufgaben, die im Zusammensetzen von Buchstaben bestanden, beschäftigten ihn lange Zeit im Unterricht seiner Muttersprache. Aufgaben in den übrigen Fächern fanden nicht sein Interesse. Da war er geistesabwesend, redete mit sich selbst und drehte sich ständig um, um auf die Uhr an der Wand zu schauen, während er flatternde Bewegungen machte oder Grimassen schnitt.

Seine Sprache wirkte sehr »gekünstelt«, aber er konnte sie richtig verwenden. Wenn er redete, sprach er die Worte sehr deutlich aus, Silbe für Silbe, mit einer unmodulierten, übertrieben gleichmäßigen Betonung aller Silben der einzelnen Wörter. Das Gesprochene wurde dadurch monoton, was die Kommunikation mit ihm erschwerte, weil Bedeutungsnuancen verloren gingen, die normalerweise in der Modulierung oder in der Sprachmelodie (Prosodie) liegen.

Sein Wortschatz war altersentsprechend, darüber hinaus konnte er recht schwierige Wörter und Wendungen aufsagen, und zwar in einer auffallend erwachsenen Form. Es klang, als hätte er auswendig gelernt, was andere gesagt hatten; trotzdem konnte er sich ab und an ungewöhnlich korrekt und situationsangepasst ausdrücken, jedenfalls wenn es um Kommentare ging, die sich auf aktuelle Situationen bezogen.

Beispiel: Daniel C. ist ein junger Däne, der sich seit seiner Kindheit eingehend mit Militäruniformen, Kriegsgeschichte und Kriegshandlungen beschäftigt hat. Er leugnete nicht, dass ihn auch die damit verbundene Gewalt sehr interessierte. Besonders über deutsche Uniformen aus der Nazizeit wusste er detailliert Bescheid. Ihm war auch klar, dass er besser nicht zu viel darüber reden sollte, wenn er Äußerungen der Missbilligung oder Einschränkung bei der Ausübung seines Interesses seitens seiner Umgebung vermeiden wollte. Er konnte recht wütend werden, wenn man ihm zeitweilig verbot, Bücher über die Nazizeit aus der Bibliothek zu entleihen.

Im Alter von zwölf bis dreizehn Jahren las er ein Buch, das die Opern von Richard Wagner und die deutsche Geschichte während der Nazizeit verglich. Gleichzeitig hörte er im Radio einige Kompositionen von Wagner, und diese Musik beschäftigte ihn sehr. Hiernach konzentrierte sich sein ganzes intellektuelles Leben auf Wagners Opern, aber weiterhin drehten sich seine Gedanken auch um Uniformen, Krieg und Gewalt, allerdings nicht mehr in dem Umfang wie früher. Seine Interpretation von Passagen bei Wagner zeigten seine Vorliebe für das Gewalttätige, obwohl er zunehmend auch Geschmack an den eher lyrischen Elementen der Musik fand. Sein Wissen über die Opern ist sehr umfassend, besteht aber aus trokkenen Fakten. Daten und Rollenbesetzungen aller in Dänemark aufgeführten Opern von Wagner kann er auswendig. Ihm ist das Außergewöhnliche seines Spezialinteresses bewusst. Vor einiger Zeit wirkte er in einer Radiosendung mit, bei der er über seine Beschäftigung mit diesen Opern berichtete, Beispiele dieser Musik gab, die Instrumentierung kommentierte etc.

Sein Verhältnis zu anderen Menschen ist anscheinend recht egozentrisch. Er reagiert oft wütend, wenn diese versuchen, seine Spezialinteressen zu regulieren, besonders wenn sie seine Beschäftigung mit Gebieten, die direkt mit Gewalt zu tun haben, begrenzen wollen. In seiner Wut hat er andere so bedroht, dass sie Angst vor ihm bekamen. Er erzählte selbst, wie er einmal einem Lehrer ein Messer an den Hals hielt und wie unverständlich dessen Reaktion für ihn war: Er konnte nicht begreifen, warum der Lehrer erschrak, weil »ich ihm doch gar nicht in den Hals gestochen habe. Ich hielt ihm ja nur das Messer an seinen Hals, weil er aufhören sollte, über mich zu bestimmen.«

Seine Reaktionen anderen Menschen gegenüber sind immer konkret begründet, oft basieren sie auf früheren Erfahrungen und Überlegungen. Er macht sich kaum Gedanken über Gefühle, Gedanken, Intentionen oder Haltungen anderer, und wenn doch, dann nur über ihre Handlungen. Er ist auch nicht geneigt, die Absichten anderer zu missdeuten, denn

Intentionen beschäftigen ihn wenig. Eine Person, die einmal versucht hat, über ihn zu bestimmen, bekommt ihr Etikett, und Daniels Reaktion wird künftig davon geleitet sein. Er hat Schwierigkeiten zu verstehen, wenn andere ihre Haltung ihm gegenüber ändern, er kann nicht darauf reagieren und seine eigene Haltung entsprechend anpassen. Nur wenn er konkret ein verändertes Verhalten sich selbst gegenüber erfährt, das sich immer wieder wiederholt, kommt er vielleicht »dahinter«, obwohl er den psychologischen Hintergrund im Verhalten anderer nicht verstehen wird, auch nicht die Änderungen bei anderen, die direkt auf seine eigenen Reaktionen folgen.

Seine »unverständlichen« Reaktionsmuster anderen gegenüber sind keine paranoiden Vorstellungen von deren Gedanken und Intentionen, sondern die Unfähigkeit, sich in sie hineinzuversetzen. Er wird stattdessen von seiner eigenen Erwartung über deren Verhalten geleitet.

Ursachen

Es gibt nur eine begrenzte Anzahl systematischer Untersuchungen über die Ursachen des Asperger-Syndroms. Die klinische Erfahrung deutet jedoch darauf hin, dass Kinder mit verschiedenen Störungen biologischer Art bei der Entwicklung des Gehirns eher vom Asperger-Syndrom betroffen sind. Mitunter entsteht das Asperger-Syndrom bei Kindern, die als Neugeborene eine Hirnblutung erlitten haben.

Es ist eine weit verbreitete Auffassung unter Spezialisten, dass die Ursachen des Asperger-Syndroms organischer Natur sind. Sie ähneln denen, die beim infantilen Autismus bekannt sind, aber es wird vermutet, dass sie beim Asperger-Syndrom weniger ausgeprägt sind als beim infantilen Autismus vom Kanner-Typ.

Zu den Ursachen des Asperger-Syndroms zählen beispielsweise genetische Störungen auf dem X-Chromosom, Unterfunktion der Schilddrüse, so genannte neuro-kutane Erkrankungen mit Gewebsveränderungen in Haut und Gehirn sowie eine Reihe anderer Erkrankungen, welche die Entwicklung des Gehirns beeinträchtigen.

Es ist zu vermuten, dass der Umfang der organischen Störung im Gehirn beim Asperger-Syndrom weniger ausgeprägt ist als bei der Form von Autismus, die man als »Autismus mit gut entwickelter Intelligenz« bezeichnet, obwohl gerade diese Art zweifellos mehr Ähnlichkeit mit dem Asperger-Syndrom aufweist als mit dem Kanner-Autismus.

Bei der *Kannerschen* Form verursacht das Ausmaß der organischen Störung eine beträchtlich verzögerte psychische Entwicklung bei mehr als der Hälfte der Patienten. Beim Autismus mit gut entwickelter Intelligenz gibt es keine allgemeine psychische Veränderung, wohl aber eine Entwicklungsstörung auf dem Gebiet der Sprache. Beim Asperger-Syndrom kommt es selten, vielleicht nie, zu einer allgemeinen Entwicklungsverzögerung, und es gibt, wie erwähnt, keine sehr auffallende sprachliche Entwicklungsstörung.

Vor diesem Hintergrund müssen wir annehmen, dass die organische Störung am Gehirn bei der Kannerschen Form des infantilen Autismus am stärksten ausgeprägt ist, weniger umfassend beim Autismus mit gut entwickelter Intelligenz und am wenigsten beim Asperger-Syndrom. Das schließt nicht aus, dass eine organische Störung auch beim Asperger-Syndrom das zentrale Problem ist (wie bei den anderen Formen tiefgreifender Entwicklungsstörungen), aber die Summe der begleitenden psychischen Störungen ist kleiner, da beispielsweise eine allgemeine geistige Behinderung oder generelle Sprachstörung nicht vorkommen. Wissenschaftliche Ergebnisse sprechen dafür, im Asperger-Syndrom eine Folge spezifischer, organisch bedingter Funktionsstörungen des Gehirns zu sehen, die zu einem Spektrum tiefgreifender Entwicklungsstörungen, dem »Autismusspektrum«, gehören.

Noch gibt es kaum Studien, die mit Hilfe der bildgebenden Techniken, Magnetresonanztomographie*, Positionenemis-

* Die MRT macht Strukturen des Gehirns differenziert sichtbar, die PET bietet Einblick in funktionelle Vorgänge.

sionstomographie, computergestütztes Elektroenzephalogramm (EEG), die Struktur des Gehirns und seine Aktivität untersuchen. Eine spanische Forschergruppe hat kürzlich gezeigt, dass Patienten, die gleichzeitig an Asperger- und Tourette-Syndrom (S. 95f.) litten, stärker abweichende Muster bei der Analyse ihrer Gehirnfunktion hatten als Patienten, die nur am Tourette-Syndrom erkrankt waren. Bei diesen fand man fast normale Verhältnisse. Das bedeutet, dass die nachgewiesene Dysfunktion des Gehirns bei den Patienten, die auch ein Tourette-Syndrom aufwiesen, eher mit dem Asperger-Syndrom zusammenhängt (Bertier et al. 1993).

Wahrscheinlich spielen erbliche Faktoren eine gewisse Rolle beim Auftreten des Asperger-Syndroms: Unter Verwandten von Kindern mit Asperger-Syndrom findet man nicht selten Personen mit ähnlichen psychischen Störungen (DeLong/Dwyer 1988), auch gibt es mehr Familienangehörige mit manisch-depressiven Zuständen, aber nicht mit Schizophrenie.

In der Neuropsychologie sind verschiedene Hypothesen über die hirntopografischen Grundlagen des Asperger-Syndroms aufgestellt worden, aber eine überzeugende Beweisführung fehlt noch. Eine Aufsehen erregende Hypothese erwähnt die Möglichkeit, dass besonders die in der rechten Gehirnhälfte lokalisierten Funktionen beim Asperger-Syndrom gestört sind: soziale Kompetenz, Melodie der gesprochenen Sprache (Prosodie), räumliche Orientierung, Problemlösungsverhalten und Verstehen von nonverbalen Signalen (Semrud-Clikeman/Hynd 1990). Schwierigkeiten dieser Art werden oft unter der Bezeichnung »Rechts-Hemisphären-Syndrom« (Hemisphäre = Hirnhälfte) zusammengefasst.

Bisherige Theorien zur psychischen Entwicklung beim Asperger-Syndrom

Asperger selbst war der Auffassung, dass Kinder mit der von ihm so genannten »autistischen Psychopathie« eine atypische psychische Entwicklung durchlaufen und, im Gegensatz zu einer sonst normalen Intelligenz, mit einem geringen psychologischen Verständnis ausgestattet sind, besonders auf emotionalem Gebiet (Asperger 1944).

Genauere wissenschaftliche Untersuchungen zum psychischen Entwicklungsprofil solcher Kinder sind noch selten. Studien über Abweichungen in der »Theorie des Mentalen« (»theory of mind«) (siehe S. 50ff.) bei autistischen Kindern haben die Hypothesen direkt beeinflusst, die als Grundlage für Untersuchungen bei Kindern mit Asperger-Syndrom dienten. Die Annahme war, beim Asperger-Syndrom liege dieselbe mangelhafte Entwicklung der Fähigkeit zur »Abstrahierung« vor wie beim Autismus, nur etwas weniger ausgeprägt. Als »Theorie des Mentalen« gilt die Fähigkeit sich vorzustellen (»Theorien zu bilden«), welche Gedanken andere Menschen haben oder wie deren »Seele« (psychische Struktur) geartet ist.

Ehe der Begriff »Theorie des Mentalen« erläutert wird, soll eine kurze Einführung in wichtige Voraussetzungen gegeben werden.

Sich Vorstellungen über die »Seele« oder die innere Welt anderer Menschen mit ihren Gedanken, Gefühlen und Träumen machen zu können, kann als ein Teil eines größeren Gebietes, nämlich der Philosophie und der Psychologie angesehen werden, die unsere Erkenntnisse dieser Welt, des Physischen, des Menschlichen, darunter auch des Psychologischen, betreffen.

Bevor die psychologische Wissenschaft entstand und eine entsprechende Disziplin geschaffen wurde, welche die Art und Weise, wie Menschen die Welt erkennen (Kognitionspsychologie), untersucht, war dies eine rein philosophische Angelegenheit. Unter den Philosophen, die sich besonders mit der Erkenntnis der Welt außerhalb unseres Selbst beschäftigten, ist David Hume (1711–1776) zu nennen, dessen Gedanken später großen Einfluss auf die Wissenschaftstheorie hatten. Seine Werke befassen sich damit, wie wir uns die Welt vorstellen, und wie wir unsere eigenen Gedanken und Gefühle im Hinblick auf die Welt verstehen. Erstaunlich wenig äußert sich Hume jedoch zu den Gedanken, die wir uns über Gedanken anderer machen. Selbst wenn Hume über die Moralphilosophie schrieb, war sein Ausgangspunkt die Kenntnis unserer eigenen Gedanken, der guten wie schlechten; seine Skepsis in Bezug auf Gut und Böse aus der Sicht anderer ist spürbar (Jones 1969).

Die Schwierigkeit, zu der Erkenntnis zu gelangen, wie andere Menschen die Welt erleben, ist ein Teil des so genannten Solipsismusproblems. »Solipsismus« bezeichnet die Auffassung, dass alle Aussagen über die Welt ihren Ausgangspunkt vom eigenen Erleben der erkennenden Person nehmen müssen (Rollins 1967).

Mit dem Durchbruch der Psychologie begann eine Entwicklung in unserer Einsicht und unserem Verständnis von unseren Vorstellungen über Gedanken und Gefühle anderer Menschen. Jean Piaget (1896-1980) hat als Wissenschaftler einen besonderen Beitrag zu unserem Wissen über die Fähigkeit von Kindern, ihre Umwelt zu verstehen, geleistet. Seine Arbeiten über die Entwicklung der Fähigkeit von Kindern, ihre physische Welt zu verstehen, sind allerdings noch umfassender.

»Empathie« ist der Begriff, den die meisten Menschen heute benutzen würden, um unsere zumeist intuitive Fähigkeit zum Einfühlen und beim Verstehen der Lebensbedingungen anderer Menschen zu bezeichnen. Im Lauf der Zeit ist der Empathiebegriff sehr unterschiedlich benutzt worden. Viele moderne Psychologen haben vergessen, dass er ursprünglich ein wichtiger Begriff der Ästhetik war: Überwältigende Eindrücke eines Kunstwerks können das Gefühl hervorrufen, man sei »ein Teil des Werkes«, beispielsweise beim Betrachten von Architektur. Diese Art des Erlebens wird als empathisch bezeichnet.

Hier geht es aber selbstverständlich um jenen Empathiebegriff, der zwischenmenschliche Beziehungen meint. Ziel von Empathie ist, sich in die Gefühle anderer Menschen zu versetzen. Das Sichhineinversetzen wird überwiegend ein Sicheinfühlen sein. Bei der Einfühlung identifiziert man sich nicht mit den Gefühlen des anderen Menschen, man wird aber emotional selbst davon und von der gefühlsmäßigen Situation des anderen Menschen berührt. Es gibt jedoch auch ein kognitives Element im Empathiebegriff: Mit unserem Verstand können wir uns in die emotionale Lage eines anderen Menschen einfühlen und Einsicht in dessen Bedingungen gewinnen, wir können uns dafür interessieren und unsere Hilfe anbieten.

Der Empathiebegriff umfasst hauptsächlich das Einfühlen in das Gefühlsleben anderer Menschen, weshalb wir auch einen Begriff in Bezug auf die Einsicht in Gedanken, Intentionen und Wünsche anderer brauchen. Dadurch wird der ursprüngliche Empathiebegriff erweitert. Gerade dies wird durch das Einführen des Terminus' »Theorie des Mentalen«, der mehr umfasst als ein bloßes Einfühlen, beabsichtigt.

Erst in den 80er-Jahren wurden Fortschritte in der wissenschaftlichen psychologischen Forschung darüber erzielt, wie Kinder die Fähigkeit entwickeln, die Psyche anderer Menschen in all ihren Aspekten zu verstehen. Davor hatten Premack und Woodruff (1978) ihre jetzt klassischen Studien an Schimpansen begonnen. Die Ergebnisse zeigen, dass Schimpansen die Fähigkeit besitzen, sich mentale Zustände (psychische Vorgänge) vorzustellen. Premack prägte deshalb die Bezeichnung »theory of mind«.

Es ist erstaunlich, wie überraschende tierpsychologische Entdeckungen ein Problem der Psychologie voranbringen, das bislang als selbstverständlich galt und wenig wissenschaftliches Interesse fand: Die Frage nämlich, wie Kinder andere Menschen psychologisch erleben und erkennen, dass diese eine Innenwelt, eine Psyche, besitzen.

Die Psychologen Simon Baron-Cohen, Alan Leslie und Uta Frith (Baron-Cohen et al. 1985) haben erstmals die Hypothese überprüft, ob autistische Kinder besondere, angeborene oder früh erworbene Schwierigkeiten haben zu verstehen, dass andere Menschen eine Psyche oder eine innere Welt besitzen – ein Verstehen, das bei normal entwickelten Kindern »ganz selbstverständlich« ist.

Andere Wissenschaftler hatten weniger Interesse an der Fähigkeit zur »Mentalisierung«, sondern mehr an der allgemeinen Fähigkeit, sich Vorstellungen machen zu können. Sie haben sich also nicht auf eine Begrenzung ihrer Untersuchung der Vorstellungsfähigkeit auf die Innenwelt anderer Menschen festgelegt. Diese allgemeine Perspektive ist ein wichtiger Gesichtspunkt beim Studium des Autismus.

Die Unfähigkeit autistischer Kinder, zu spielen, ist nicht nur eine Frage von Schwierigkeiten in der sozialen Interaktion. Autistische Kinder können auch kaum Spiele erfinden, wenn sie alleine sind. Dies könnte ein Hinweis darauf sein, dass bei Autismus die Fähigkeit, Vorstellungen oder innere Bilder von etwas noch nicht Erlebtem zu entwerfen, generell fehlt oder verspätet entwickelt wird; kurz gesagt, es fehlt die Fähigkeit zur Fantasie.

Tor Nørretranders (1994) hat in seinem Buch *Verden vokser* (Die Welt wächst) die Bewusstheit des Menschen über sich und die eigene Vorstellungswelt beschrieben. Er erwähnt darin auch das besondere psychische Entwicklungsprofil autistischer Menschen und sieht einen möglichen Zusammenhang zwischen Kreativität, der gut entwickelten Beobachtungsfähigkeit von Autisten und deren fehlender Möglichkeit, sich Gedanken über die Gedanken anderer zu machen. Nørretranders leugnet nicht, dass Autismus eine schwere Behinderung ist, aber er sieht eine Parallele zur Fähigkeit kreativer Menschen, die Welt zu interpretieren, ohne von »konventionellen« Anschauungen anderer Menschen abhängig zu sein.

»Theorie des Mentalen« bei Autismus und Asperger-Syndrom

»Theorie des Mentalen« umfasst, wie oben erwähnt, die Fähigkeit eines Menschen, sich Vorstellungen über die Psyche anderer Menschen machen zu können. Dieser Begriff beinhaltet Empathie, ist aber umfassender. Er bezeichnet nicht nur das emotionale Einfühlen, sondern auch das Sichhineinversetzenkönnen in Gedanken, Annahmen, Intentionen, Wünsche und Vorlieben anderer.

Aussagen, Gesten, Körperhaltung und das ganze Verhalten anderer interpretieren wir normalerweise intuitiv als Ausdruck von geistig-seelischen Vorgängen. Wir können nicht umhin, psychologische Motive im menschlichen Verhalten zu sehen, gleichgültig, ob wir in Bezug auf die Psyche anderer richtig oder falsch raten.

Nicht nur Begegnungen mit anderen Menschen lösen diese Neigung zur psychologischen Deutung aus, dies gilt beim Lesen von Beschreibungen menschlicher Beziehungen, ebenso für das Erleben von Film oder Schauspiel. Bei normalen Kindern ist diese Fähigkeit früh entwickelt. Die Fähigkeit zur Animation oder »Mentalisierung« entfaltet sich besonders, wenn Kinder einen Zeichentrickfilm oder charakteristische Comics sehen, auch wenn diese sehr skizzenhaft sind. Die Fähigkeit, Gefühle, Gedanken und Intentionen in eine noch so einfache Skizze eines kleinen Kätzchens zu projizieren, kann ein starkes Empfinden von Mitleid und »zwischenmenschlicher« Einsicht beim Kind erzeugen.

Die wissenschaftliche Erforschung der Fähigkeit von Kindern zur Empathie und zu anderen Aspekten ihrer »Theorie des Mentalen« sind neueren Datums. Piaget war der Meinung, Kinder könnten erst in einem Alter von fünf bis sieben Jahren die Dinge aus der Sicht anderer sehen und erst dann ihren eigentlich sozialreflektierenden Lebenslauf beginnen. Spätere psychologische Forschung hat ergeben, dass Kinder viel früher Einsicht in die Psyche anderer Menschen bekommen als Piaget meinte. Selbst in frühester Kindheit können sie anderen – besonders den Eltern gegenüber – Reaktionen zeigen, die ein sehr frühes Gefühl dafür bezeugen, dass diese lebende Wesen mit ihrer eigenen inneren Welt sind. Das frühe Lächeln eines Säuglings ist vermutlich ein erster Ausdruck hierfür.

Die letzten zehn Jahre der Autismusforschung wurden stark von der Hypothese geprägt, die grundlegende Störung bei autistischen Kindern sei die augenfällig verminderte Fähigkeit, sich Gedanken und Vorstellungen von der Psyche anderer Menschen machen zu können. Dabei handelt es sich nicht nur um einen allgemeinen Defekt, also eine geistige

Behinderung oder Geistesgestörtheit, sondern die Schwäche steht in Kontrast zu relativ besser entwickelten Fähigkeiten auf einer Reihe anderer Gebiete, beispielsweise dem Gedächtnis oder der Fähigkeit, Zusammenhänge rein physischer Art und figurative Muster »sinnloser« Art zu verstehen.

Psychologische Tests bei autistischen Kindern haben gezeigt, dass verschiedene Teilfunktionen der Fähigkeit, die wir Intelligenz nennen, beim einzelnen Kind ungleichmäßig entwickelt sind. Leistungen bei Gedächtnistests, komplizierten nonfigurativen Puzzles und konkretem Wissen liegen meist auf höherem Niveau als solche beim Schlussfolgern, Entwickeln von Vorstellungen oder Fantasie (Trillingsgaard 1987).

Das Vorstellungsvermögen, z.B. im Kindergartenalter, ist so schwach entwickelt, dass autistische Kinder trotz normaler Intelligenz beim Spielen keinen zusammenhängenden Verlauf schaffen. Dies ist weder auf zu wenig Anregung noch auf emotionale Hemmung zurückzuführen, sondern liegt in einem organisch bedingten Defekt begründet. Das Vorstellungsvermögen autistischer Kinder ist viel besser, wenn es um früher erlebte Ereignisse, also um Gedächtnisbilder geht. Fantasie setzt die Fähigkeit voraus, sich Vorstellungen über Dinge und Ereignisse, die noch nie erlebt wurden, machen zu können. Gerade diese Fähigkeit ist bei autistischen Kindern schwach entwickelt.

Die englische Psychologin Uta Frith hat in ihrem Buch über Autismus die Forschung zur »Theorie des Mentalen« bei autistischen Kindern ausführlich beschrieben. Durch mehrere Untersuchungen ist belegt, dass es Kindern mit Autismus ausgesprochen schwer fällt, sich Vorstellungen über Gedanken und Gemütszustände anderer Menschen zu bilden. Was autistische Kinder in Bezug auf das Erleben anderer Personen glauben, können sie nicht erklären, und die Handlungen des autistischen Kindes sind nicht auf Intentionen und Kontaktaufnahme abgestimmt, da sie die anderen psychologisch nicht interpretieren können. Vor diesem Hintergrund ist es verständlich, warum die Interaktion im Vergleich zu dem, was bei normalen Kindern beobachtet wird, so grundlegend gestört ist.

Asperger selbst betonte etwas Charakteristisches bei den Kindern, die er in seinen frühen Arbeiten beschrieb: Pädagogische Methoden, die auf psychologischen Erklärungen basieren, sind bei ihnen unzweckmäßig. Besser sei es, konkrete Regeln aufzustellen und einfach zu beschreiben, wie die Dinge gehandhabt werden sollen. Psychologisierende Erläuterungen, z.B. dass andere Kinder traurig werden, wenn man ihre Sachen wegnimmt, und dass es deswegen nicht gut ist, dies zu tun, lösten nur irrelevante Gegenfragen aus, so Asperger. Es ist so, als ob Kinder mit Asperger-Syndrom die Intention der psychologischen Erklärung nicht verstehen. Sie reagieren, als ob beabsichtigt sei, ein psychologisches Phänomen zu diskutieren – obwohl es doch um einzuübende Normen und Regeln in der sozialen Interaktion geht. Kinder mit Asperger-Syndrom scheinen Schwierigkeiten zu haben, sich in die Intention des Gesagten hineinzuversetzen. Sie nehmen das Gesagte buchstäblich, wie es ein Kind mit normaler Intelligenz und sprachlicher Entwicklung sonst nicht tun würde.

Später haben Lorna Wing (1981) sowie Christopher und Carina Gillberg (Gillberg et al. 1989) die autismusähnlichen Kontaktstörungen hervorgehoben und die Verwandtschaft zwischen Asperger-Syndrom und Autismus mit gut entwickelter Intelligenz unterstrichen. Bei beiden findet man Kontaktstörungen in der sozialen Interaktion. Das Zusammensein mit anderen wirkt steif und wie auswendig gelernt. Bei beiden Zuständen haben die Patienten den Wunsch nach Kontakt, aber es fehlt ihnen die Fähigkeit, Freundschaften zu schließen oder bei Gruppenaktivitäten mitzumachen, was verhindert, dass Kontakte auf- und ausgebaut werden können. Immer wieder müssen diese Patienten resignieren und auf das, was sie bei anderen im zwischenmenschlichen Bereich verwirklicht sehen, verzichten. Es handelt sich nicht primär um eine emotional begründete Blockade als Ursache der Kontaktstörungen beim Asperger-Syndrom, eher um Störung in basalen Fähigkeiten zur spontanen sozialen Interaktion.

Es war eine nahe liegende Annahme, dass bei Personen mit Asperger-Syndrom dieselbe Unfähigkeit zur »Mentalisierung« nachgewiesen werden könnte wie beim Autismus, und dass dieser Defekt die gestörte soziale Interaktion verursachen könnte.

Vor diesem Hintergrund war es eine Überraschung, dass »theory of mind«-Tests, mit denen autistische Personen Schwierigkeiten hatten, von Personen mit Asperger-Syndrom gelöst werden konnten (Ozonoff et al. 1991; Bowler 1992). Aufgaben, die nur eine »Theorie des Mentalen« der so genannten ersten Ordnung forderten, bereiten Kindern mit typischem Autismus Schwierigkeiten. Aufgaben erster Ordnung zeigen, dass eine Person sich in die Gedanken einer anderen Person hineinversetzen kann. Diese, für normale Kinder leichten Aufgaben, können relativ leicht von autistischen Kindern mit gut entwickelter Intelligenz gelöst werden. Diese haben jedoch Schwierigkeiten bei Aufgaben, welche die »Theorie des Mentalen« zweiter Ordnung betreffen. Aufgaben zweiter Ordnung zeigen, ob ein Kind sich vorstellen kann, was ein anderer Mensch über die Gedanken einer dritten Person denkt, z.B. was der Vater glaubt, dass die Mutter denkt.

Untersuchungen mit dem Ziel eine Unfähigkeit zur »Mentalisierung« bei Personen mit Asperger-Syndrom nachzuweisen, ergaben, dass Aufgaben zweiter Ordnung genauso gut wie von normalen Personen gelöst wurden. Menschen mit Asperger-Syndrom sind besser in der Lage, eine »Theorie des Mentalen« zu bilden als Menschen mit Autismus, die an den Aufgaben zweiter Ordnung scheitern.

Obwohl Aufgaben erster wie auch zweiter Ordnung von Personen mit Asperger-Syndrom gelöst werden, ist es trotzdem möglich, dass sie Mentalisierungsschwierigkeiten im Vergleich zu normalen Menschen haben, allerdings subtilerer Art. Die englische Psychologin Francesca Happé hat nachgewiesen, dass Patienten, die in einer strukturierten Testsituation bei Mentalisierungstests zweiter Ordnung gut abschnitten, trotzdem bedeutende Probleme bei der »Mentalisierung« außerhalb der Testsituationen haben können, wenn sie mit Anforderungen des Alltags konfrontiert werden (Happé 1994).

Spezialinteressen und Zwangsphänomene

Wie beim Autismus ist das Asperger-Syndrom von zwanghaften Mustern in Verhalten, Denken und Gefühlsleben geprägt. Bei schwer behinderten autistischen Kindern zeigen sich diese Muster besonders auf motorischem Gebiet im Hin- und Herschaukeln des Körpers oder beim Flattern mit Armen und Händen. Autisten, die geistig weniger stark behindert sind, zeigen das Zwanghafte in eher organisierten Verhaltensmustern, z.B. öffnen sie alle Türen im Haus oder machen das Licht dauernd an und aus.

Je höher die Begabung, desto komplexer werden zwanghafte Verhaltensmuster. Sie bleiben jedoch stets rigide und stereotyp. Es dreht sich beispielsweise um Gewohnheiten beim Tischdecken, um ein Insistieren darauf, dass die Schulbücher ganz genau arrangiert liegen müssen, um komplizierte Essensgewohnheiten oder bestimmte Wendungen oder auswendig gelernte Reime, die wiederholt werden müssen. Die intelligentesten unter den autistischen Kindern können ein zwanghaftes Verhalten an den Tag legen, das einem Zustand ähnelt, der früher als »Zwangsneurose«, heute als obsessiv-kompulsiver Zustand bezeichnet wird. Hier gibt es im Gegensatz zum Autismus aber weder eine Störung in der sozialen Interaktion, noch in sprachlicher Hinsicht.

Beim Asperger-Syndrom zeigt sich das Zwanghafte nicht so sehr in der Motorik oder im Verhalten, vielmehr im Denken und als Spezialinteressen. Darunter verstehen wir Themen und Gegenstände, die eine Person voll in Beschlag nehmen. Gleichzeitig fehlt diesen Menschen das Interesse für allgemeine und alltägliche Dinge, hier besonders für die sozialen und psychologischen Verhältnisse des Alltags. Der Kontakt zu anderen Menschen ist davon geprägt, dass eine Person mit Asperger-Syndrom nur mit ihnen reden kann, wenn sich das Gespräch um ihr besonderes Spezialinteresse dreht, z.B. ägyptische Mumien, und dann oft nur so, dass sie einseitig über ihr Interesse redet, und weder Fragen stellt noch auf das hört, was der andere aus seiner Sicht vorbringt.

Die Asperger-Persönlichkeit kann ein umfassendes Wissen über das Thema ihres Spezialinteresses erwerben, weil sie fast ihre ganze Zeit und Energie dafür verwendet. Dank ihrer Begabung kann sie auch eine fundierte, wenn auch formale Einsicht in die Literatur auf diesem Gebiet bekommen. Sie kann wissen, wo man etwas dazu lesen kann, und Diskussionen referieren, die sie mit Bibliothekaren führte, die ihr weitergeholfen und sich in das Thema eingelesen haben.

Hingegen ist es für diesen Persönlichkeitstypus schwierig, das Wissen und die Einsicht in einen praktischen sozialen Zusammenhang einzubringen. Wer viel über Schallplatten weiß, kann eventuell eine Arbeitsstelle beim Rundfunk bekommen. In Übereinstimmung mit ihrem Wissen und ihren Zwangszügen werden sie eine systematische Ordnung halten. Kollegen sollten sich am besten nicht einmischen. Oft bleiben diese Menschen deshalb ohne Kontakt zu anderen Personen am Arbeitsplatz.

Vermutlich sind Zwangsmuster in Verhalten und Denken eine Form von Ersatz für mangelnde Fantasie, Neugierde und Erfindungsgabe. Selbst sehr intelligente Personen mit Asperger-Syndrom können sich innerhalb ihres, aus der Sicht anderer engen Lebens wohl fühlen, wenn sie nur Freude an der oft stereotypen Inanspruchnahme durch ihr Spezialinteresse haben.

Wenige der hier erwähnten Personen mit umfassendem Wissen oder mit Fähigkeiten auf äußerst begrenzten Gebieten können ein außergewöhnliches Niveau erreichen. Dies kann beispielsweise die Fähigkeit sein, die Wettervorhersagen für jeden Tag der letzten fünfzig Jahre in allen europäischen Hauptstädten zu kennen oder Melodien auf dem Klavier mit fast virtuoser Genauigkeit wiederzugeben.

Derart außergewöhnliche Fähigkeiten bei sonst behinderten Menschen wurden zuerst bei allgemeiner geistiger Behinderung beschrieben, also bei Geistesschwachen, und es hat sich später gezeigt, dass diese in ungefähr der Hälfte der Fälle auch an Autismus litten. Behinderte Autisten mit besonderen Fähigkeiten auf eng begrenzten Gebieten besitzen jedoch ein höheres sprachliches Entwicklungsniveau als behinderte Autisten ohne diese besonderen Fähigkeiten (O'Connor & Hermelin 1991).

Schließlich wurden diese Spezialbegabungen auch bei Autisten ohne geistige Behinderung und bei Personen mit Asperger-Syndrom nachgewiesen, aber hier wirken sie nicht ganz so verblüffend wie bei geistig behinderten Menschen.

Sprache und Kommunikation

Die sprachliche Entwicklung autistischer Kinder verläuft in den ersten Lebensjahren mehr oder weniger langsam – abhängig von einer eventuell begleitenden Behinderung der geistigen Entwicklung. Darüber hinaus finden sich sprachliche Abweichungen, z.B. in Form der Echolalie.

Beim Autismus mit gut entwickelter Intelligenz liegt nur eine leichte geistige Behinderung oder keine vor. Ist die sprachliche Entwicklung bei diesen Kindern dennoch in den ersten Lebensjahren langsam, selbst wenn eine generelle Verzögerung der geistigen Entwicklung bei den Begabtesten in dieser Gruppe fehlt, liegt dies an der Kombination des autistischen Zustandes mit einer spezifischen Beeinträchtigung der sprachlichen Entwicklung, wie sie bei Kindern mit Dysphasie vorkommt. Charakteristisch für autistische Kinder mit gut entwickelter Intelligenz ist, dass sie im Lauf der Kindheit ein altersgemäßes sprachliches Niveau erreichen.

Trotzdem behalten diese Kinder die Echolalie bei: Wenn sie über sich sprechen, benutzen sie ihren Vornamen und nicht das Wort »ich«; sie sprechen in Klischees und mit einer auffälligen Sprachmelodie (Prosodie), die den Zuhörer verwirren kann, da sie ja wichtig für den Inhalt des Gesagten ist.

Die Sprache bei Asperger-Syndrom erinnert an die von älteren Kindern und Erwachsenen mit Autismus bei gut entwickelter Intelligenz (Szatmari et al. 1989). Der einzige Unterschied ist, dass bei Asperger-Syndrom eine verspätete sprachliche Entwicklung in der frühen Kindheit nicht beobachtet wird. Ansonsten kommt bei Kindern wie bei Erwachsenen mit Asperger-Syndrom oft dieselbe Echolalie vor, sie nimmt jedoch »raffiniertere« Formen an als bei verschiedener Ausprägung von Sprachstörungen autistischer Personen. Beispielsweise kann bei einem jungen Mann mit Asperger-Syndrom im Gespräch mit anderen Menschen über seine Spezialinteressen Echolalie auftreten. Er redet, als ob er aus einem Buch vorlese, und kann sich nicht darauf einstellen, dass es sich um ein Gespräch mit einem anderen Menschen handelt, sondern er spricht, als würde er einen auswendig gelernten Stoff herunterleiern.

Die Sprachmelodie, die unmerklich die Sprache normaler Menschen steuert, wenn sie sich mit anderen unterhalten, wird bei Personen mit Asperger-Syndrom nicht automatisch moduliert. Die normale Synchronisation der Sprachmelodie zwischen Gesprächspartnern – bei der zwei Personen die Stimme anheben, zögern, dem Tonfall gefühlsmäßige Signale etc. hinzufügen – erfolgt nicht in Übereinstimmung mit der Interaktion des anderen. Eine Person mit Asperger-Syndrom redet wie vorher programmiert, kann sich nicht auf Unterbrechungen oder zufällige Bemerkungen anderer einstellen, sondern muss rigide dem eingeschlagenen Weg folgen.

Charakteristisch für die Kommunikation bei Asperger-Syndrom ist, dass, trotz eines Gesprächsinhaltes auf einem hohen sprachlichen und intellektuellen Niveau, die sprachliche Interaktion von einer besonderen Form der Konkretheit geprägt ist. Diese lässt sich wie folgt beschreiben: Die Asperger-Persönlichkeit hört eher, was andere sagen, als was sie meinen. Ebenso hält sich die Asperger-Persönlichkeit sehr an Fakten, ohne kleine Wörter zu verwenden, die gewöhnlich die Bedeutung des Gesagten färben. Das Vorgetragene bleibt ohne Gesten und Körpersignale, die ebenfalls dem Ausgesprochenen einen Bedeutungsaspekt verleihen.

Wenn die unmittelbare sprachliche Botschaft in der Kommunikation mit Menschen mit Asperger-Syndrom dominierend im Vordergrund steht, liegt es vermutlich daran, dass die psychische Entwicklung dieser Personen gestört ist, einerseits geprägt von einem umfassenden konkreten Sprachvermögen, andererseits aber mit einer schwach entwickelten Fähigkeit zur »Mentalisierung«, d.h. der Fähigkeit zu verstehen, dass Sprache Ausdruck eines umfassenderen psychischen Prozesses beim Sprechenden ist.

Früher hat nicht nur die Psychologie sondern auch die Philosophie die Fähigkeit des Menschen beschäftigt, Gedanken und Gefühle anderer zu erkennen. In diesem Zusammenhang wurde das Problem des Solipsismus erwähnt. Der Philosoph Ludwig Wittgenstein, dem aus eigener Erfahrung Kommunikationsschwierigkeiten vertraut waren, machte gerade das Verhältnis von Sprache und Denken zu einem zentralen Gebiet seiner Untersuchungen. Es ist bekannt, dass Wittgenstein die Grenzen seiner Sprache für identisch mit den Grenzen seines Denkens hielt. Besonders seine frühe Philosophie kreist um das Problem des Solipsismus. Ein Ausgangspunkt ist weiterhin der Skeptizismus, also der Zweifel, inwiefern wir überhaupt wissen können, was andere mit dem meinen, was sie sagen; denn wir können ja nur durch unsere individuelle Erfahrungswelt subjektive Aussagen über den Zusammenhang zwischen Rede und Bedeutung abgeben. Wir können nicht erleben, wie andere diesen Zusammenhang empfinden. In seinem Diskurs über diese »privaten« Aussagen, z.B. »ich empfinde Schmerzen«, muss Wittgenstein die Unsicherheit einräumen, ob wir wissen können, was eine andere Person, die diese Worte ausspricht, in Wirklichkeit fühlt. Für Leser von Wittgensteins Werken mag es überraschend sein, dass er am Ende zum Schluss gelangt, die Kommunikation sei nicht von der Sprache begrenzt. Von den meisten Menschen wird die Übereinstimmung zwischen Sprache und Bedeutung als nicht selbstverständlich erlebt. Für Wittgenstein aber war es ein schwieriger philosophischer Prozess, der zu dem einfachen Paradox führte: »Man könnte sich denken, dass jemand stöhnte: ›Irgendjemand hat Schmerzen – ich weiß nicht, wer!‹, worauf man ihm, dem Stöhnenden, zu Hilfe eilte« (Wittgenstein 1984).

Wittgenstein gelangt durch intellektuelle Anstrengung zur Erkenntnis, die, wie viele sagen würden, für jedes Kind selbstverständlich ist, dass nämlich das Gesagte nicht immer den geistigen Hintergrund widerspiegelt, sondern dass wir die Bedeutung des Dahinterliegenden durch eine Reihe von Signalen anderer Menschen erfahren und sie in einer empathischen Auffassung sammeln, zu der wir zumeist auf intuitive Art gelangen, weil sie sich von Gesprächspartnern nicht unmittelbar analysieren lässt. Wittgensteins Stellung als einer der interessantesten Philosophen der Neuzeit liegt vielleicht gerade darin begründet, dass es für ihn eine philosophische Notwendigkeit war, den Ausgangspunkt für sein Denken dort zu suchen, wo wir Selbstverständliches sehen. Dies mag auch der Grund dafür sein, dass seine philosophischen Werke nicht traditionelle philosophische Betrachtungen sind, sondern eher eine Sammlung von Aphorismen.

Untersuchung

Die besten Voraussetzungen für eine Behandlung von Kindern mit psychischen Entwicklungsstörungen sind meist schon die Untersuchung und Diagnose. Damit ist die Möglichkeit gegeben, den Eltern und später auch dem Kind notwendige Einsichten in die psychische Behinderung zu geben, verbunden mit einem Verständnis von den Ursachen und einem Wissen über Strategien der Kompensation. Dies ist entscheidend, damit Kind und Familie sich bestmöglich entwickeln können und sekundäre emotionale und psychosoziale Komplikationen vermieden werden.

Das trifft bei Asperger-Syndrom besonders zu. Viele Eltern machen sich Vorwürfe, sie seien für die nicht normale Entwicklung ihres Kindes verantwortlich. In diesem Schuldgefühl können sie von einer Umgebung bestärkt werden, die das Syndrom nicht kennt und ihnen vorhält, das Kind entweder zu sehr zu behüten oder es zu vernachlässigen. Später kann dem Kind vorgeworfen werden, dass es auf andere keine Rücksicht nehme, andere nicht verstehen wolle, dass es sich zusammennehmen solle etc. Dadurch kann das Kind ein sekundär entstandenes, geringes Selbstwertgefühl haben, da es glaubt, selbst daran schuld zu sein, wenn es nicht versteht, was um es herum passiert, und deshalb oft das Falsche tut.

Besonders schwerwiegend können die Konsequenzen für eine Familie werden, wenn z.B. das Jugendamt die psychischen Schwierigkeiten des Kindes im familiären Umfeld vermutet, gerade dann, wenn eine Familie den sozialen Anforderungen auch sonst nicht gerecht wird. Eltern von Kindern mit Asperger-Syndrom laufen Gefahr, missverstanden und angeklagt zu werden, sie seien am Zustand des Kindes schuld, wenn Sozialarbeiter und Psychologen in Beratungsstellen zu wenig von der Diagnose wissen (Perkins & Wolkind 1991).

Es ist daher wichtig, Kenntnisse über das Asperger-Syndrom zu verbreiten und sicherzustellen, dass die psychische Verfassung dieser Kinder gründlich untersucht wird. Es ist zu unterscheiden, welche Reaktionen des Kindes milieubedingt sind und welche nicht. Dies wird die Voraussetzung für einen tragfähigen sozialen Handlungsplan und eine fachlich korrekte Grundlage für die Einschätzung, welche Unterstützung Kind und Familie benötigen.

Die Untersuchung der Personen, bei denen der Verdacht auf Asperger-Syndrom besteht, beginnt mit einer gründlichen Beschreibung der psychischen Entwicklung. Das liegt auf der Hand, wenn es sich um ein Kind handelt, es wird aber bei Erwachsenen leicht versäumt. Oft ist es schwierig, diese Informationen zu bekommen.

Die Beschreibung der Eltern von Kontaktformen, Zwangsmustern und Sprache des Kindes gibt wichtige Informationen für die Diagnose. Danach muss der Untersucher sich selbst durch Gespräche mit dem Patienten einen Eindruck von den entsprechenden psychischen Befunden verschaffen. Wichtig sind dabei ergänzende, aktuelle Berichte anderer Personen, die den Patienten in seinem Alltag erleben. Wenn es sich um Kinder handelt, ist es wichtig, konkrete Informationen aus Kindergarten, Schule oder Freizeitheim einzuholen. Der Untersucher muss sich darüber im Klaren sein, dass viele Patienten mit Asperger-Syndrom darin geübt sind, in Standardsituationen mit formalem Verhalten und konventionellem Benehmen zu reagieren. So entsteht oft der Eindruck eines höflichen, freundlichen, aber nicht sehr offenen, jedoch entgegenkommenden Kontaktes seitens des Patienten. Erst wenn man eine Beschreibung des für den Patienten beschwerlichen Alltags mit seinen Anforderungen bezüglich spontaner, schneller und einvernehmlicher Reaktionen in der Interaktion mit Spielkameraden, Mitschülern, Lehrern oder Nachbarn erhält, wird deutlich, wo der Patient unweigerlich Schwierigkeiten hat oder wie abweichend von der Norm er dann erlebt wird.

Bei der Diagnose muss beachtet werden, Symptome der Schizophrenie nicht zu übersehen, wie Halluzinationen, besonders Stimmen hören, systematisierte Wahnvorstellungen und so genannte Phänomene der Gedankenbeeinflussung, bei denen der Patient erlebt, dass sein Denken von außen gesteuert wird, dass ihm Gedanken aufgezwungen, oder seine Gedanken von fremden Kräften aus dem Kopf »gezapft« werden.

Neben dieser klinisch-psychiatrischen Untersuchung müssen psychologische Tests durchgeführt werden, weil bei der Intelligenzprüfung oft eine charakteristische Diskrepanz im Testprofil festgestellt werden kann: gutes Erinnerungsvermögen und konkretes Wissen, aber schlechte Ergebnisse bei Fantasie und Vorstellungsvermögen. Demgegenüber ist es kaum möglich, so genannte projektive Tests einigermaßen sicher im Verhältnis zur Diagnose zu interpretieren, weil systematische Untersuchungen hierzu noch fehlen. Bis dahin sollten solche Tests, wie beispielsweise der Rohrschach-Test, am besten nicht angewendet werden. So ist es noch nicht möglich, routinemäßig Entwicklungstests auf der Basis der »theory of mind« anzuwenden; denn Verfahren, die für wissenschaftliche Studien entwickelt wurden, liegen noch nicht standardisiert für den klinischen Gebrauch vor. Sobald dies aber der Fall sein wird, steht ein weiteres wichtiges Untersuchungsinstrument zur Verfügung.

Schließlich muss eine allgemeine ärztliche Untersuchung der körperlichen Verfassung erfolgen. Spezielle Untersuchungen, beispielsweise bezüglich Chromosomenstörungen sowie EEG und weitere neurologische Untersuchungen wie auch eine Reihe anderer Tests, die eine Hirnfunktionsstörung aufdecken könnten, müssen vorgenommen werden.

Wie bereits erwähnt, sind viele Kinder, Jugendliche und Erwachsene mit Asperger-Syndrom motorisch ungeschickt. Daher muss besonders bei Kindern eine so genannte funktionsneurologische Untersuchung, d.h. eine neurologisch ausgerichtete Analyse der motorischen Fähigkeiten durchgeführt werden. Einige ungelenke Kinder mit Asperger-Syndrom haben eine leicht nachweisbare »unreife« Motorik. Andere zeigen hingegen eine erstaunlich altersentsprechende, normal entwickelte Motorik, wenn sie untersucht werden, nicht jedoch bei spontanen motorischen Aktionen im Alltag. Sie sind eher linkisch denn ungeschickt, nehmen keine situativ angepasste Körperhaltung ein, bewegen sich »wie alte Menschen« und sind unpraktisch in den allgemeinen motorischen Fertigkeiten.

Behandlung

Es gibt nur wenige Artikel über das Asperger-Syndrom, die sich speziell mit der Behandlung befassen, und auf diesem Gebiet gibt es, soweit bekannt, keine kontrollierten Vergleichsstudien, d.h. Beobachtungen an Patienten, die eine systematische Therapie erhielten und mit solchen verglichen wurden, die das gleiche Syndrom hatten und anders oder nicht behandelt wurden. Trotzdem ist es möglich, verschiedenen Veröffentlichungen über das Asperger-Syndrom Informationen zu Behandlungserfahrungen zu entnehmen, z.B. aus Schweden (Gillberg 1990). Schon in der Originalarbeit von Hans Asperger gibt es Überlegungen zu den Grundzügen der Behandlung bei diesen Kindern (Asperger 1944). Die eigenen Erfahrungen von Asperger zeigten nämlich, dass vor allem pädagogische Maßnahmen wichtig waren.

Die Kinder können Regeln in zwischenmenschlichen Beziehungen nur unter großen Schwierigkeiten befolgen. Dennoch sind sie nicht in dem Sinne asozial, dass sie nach antisozialen Normen oder Eingebungen handeln. Eher stehen sie den Regeln der Psychologie des Sozialen verständnislos gegenüber und verstehen auch nicht psychologische Begründungen für soziale Normen und Anforderungen in zwischenmenschlichen Beziehungen.

Soziale Regeln lernen diese Kinder am besten durch konkretes Üben, nicht durch Erklärungen oder andere Formen der Erziehung, die auf der Fähigkeit zur Intuition oder Einfühlung in die psychische Verfassung anderer beruhen, einer Fähigkeit, die wir gewöhnlich bei Kindern voraussetzen.

Es liegt nahe, die angemessene pädagogische Haltung gegenüber asozialen Kindern und gegenüber Kindern mit Asperger-Syndrom zu verwechseln. Bei den schwerwiegendsten Formen der asozialen Verhaltensstörung (engl. *conduct disorder* (ICD-10)) mit Verletzung sozialer Normen, Aggressivität anderen Menschen und Destruktivität den Dingen anderer gegenüber fehlt die grundlegende Störung, sich in die Situation anderer Menschen einzufühlen, die beim Asperger-Syndrom zu beobachten ist. Von Kindern und Jugendlichen, die sich in Banden zusammenfinden und schwere asoziale Handlungen begehen, muss angenommen werden, dass sie im Stande sind, die Konsequenzen ihrer Handlungen zu verstehen, dass sie sich ebenfalls vorstellen können, wie dies von anderen erlebt wird. Sie tun es trotzdem, vermutlich weil sie im Augenblick des Agierens emotional von den Konsequenzen für andere nicht berührt sind, aber sie können sich einfühlen und können dies vielleicht obendrein noch für den eigenen Vorteil ausnutzen.

Kinder und Jugendliche mit Asperger-Syndrom begehen normalerweise keine ernsten asozialen Handlungen, aber sie können genauso »egoistisch« erscheinen. Es gibt jedoch den entscheidenden Unterschied gegenüber asozialen Verhaltensstörungen, dass egoistische Handlungen bei Menschen mit Asperger-Syndrom deutliche Spuren von sozialer Naivität tragen, obwohl diese kompensiert sein könnte durch die angelernte Art, mit der intelligente Asperger-Persönlichkeiten ihre

Unbeholfenheit in der sozialen Interaktion zu verdecken suchen.

Sonderpädagogische Maßnahmen müssen sich auf das Kind schon im Kindergartenalter einstellen. Dabei ist nicht entscheidend, ob Kinder mit Asperger-Syndrom in Gruppen mit besonderen Verhaltensregeln und speziell ausgebildetem Personal kommen oder ob sie in normalen Gruppen betreut werden mit zusätzlicher Unterstützung durch eine Supervision des Peronals. Beide Modelle haben Vor- und Nachteile. Dasselbe gilt für die zu wählende Schulform, wobei festgestellt werden muss, dass bei Kindern im Alter von 9-10 Jahren eine weitgehende Integration in normale Klassen nicht mehr vorteilhaft ist, da dies die Gefühle des Kindes verstärken kann, anders zu sein, und das Risiko eines bösartigen Mobbings durch die normalen Kinder vergrößert. In diesem Alter sollte man besser Kinder mit Asperger-Syndrom und autistische Kinder mit gut entwickelter Intelligenz sonderpädagogisch betreuen (Spezialklassen).

Mit dem Erwachsenwerden wechseln die meisten Jugendlichen von der Sonderschule zu einer angepassten Form der Beschäftigung. Einzelne werden weiterhin zu Hause wohnen. Die tägliche Unterstützung und Übung durch die Eltern geschieht unter professioneller Anleitung. Mit den Jahren aber ist eine dauerhafte Lösung in Bezug auf das Wohnen zu finden. Diese Lösung muss dem Grad der Selbstständigkeit, die der junge Mensch erreicht hat, entsprechen: Was kann er selbst, was kann er nicht. Es gibt nur wenige Menschen mit Asperger-Syndrom, die im Erwachsenenalter ihr eigenes Leben meistern. Einige haben das große Glück, einen Partner zu finden, der darauf eingestellt ist, die Unterstützung zu geben, die auf einzelnen Gebieten nötig ist. Andere, die ohne Partner auskommen müssen, haben oft Probleme, ein normales Leben zu führen. Für sie ist eine Wohngemeinschaft mit anderen Erwachsenen, die ähnliche Schwierigkeiten haben, günstig.

Die Hilfe, die Erwachsene mit Asperger-Syndrom am meisten brauchen, ist eine Mischung aus praktischer Beratung in Alltagsdingen, Einübung sozialer Verkehrsformen, Gesprächen über zwischenmenschliche Beziehungen und Unterstützung beim Verstehen anderer Menschen sowie im angemessenen Verhalten ihnen gegenüber.

Die schwedische Psychologin Christina Lögdahl hat kürzlich solche Voraussetzungen beschrieben (1994) – ausgehend von ihren Erfahrungen in der Psychotherapie bei jungen Männern mit Asperger-Syndrom. Sie führt an, dass bei der Behandlung Folgendes berücksichtigt werden muss: das besondere Entwicklungsprofil der Asperger-Persönlichkeit, das Entwicklungsniveau des einzelnen Patienten in seiner »Theorie des Mentalen« unter Berücksichtigung seiner allgemeinen Intelligenz. Lögdahl beschreibt auch die Schwierigkeiten, die sich für den Therapeuten beim Einfühlen in die Erlebniswelt der Asperger-Persönlichkeit ergeben.

Besonders wichtig ist die Form oder »Struktur«. Das rührt daher, dass ein Gefühl für das Soziale und Psychologische im Umgang mit anderen Menschen im Alltag bei Asperger-Persönlichkeiten nicht durch den Umgang selbst entsteht, sondern in konkreten Situationen erlernt werden muss. Dabei sind Konkretisierung und Verdeutlichung erstaunlich in Anbetracht der Intelligenz, des Wissens und der Einsicht des Patienten. Das gilt auch für den Umgang zwischen dem Psychotherapeuten und seinem Patienten mit Asperger-Syndrom.

Christina Lögdahl unterstreicht die Notwendigkeit, den Patienten dort abzuholen, wo er ist. Das ist in der Psychologie nichts Neues. Aber Psychotherapeuten müssen darauf vorbereitet sein, dass der Patient ihr Setting nur dann akzeptiert, wenn er über seine Spezialinteressen reden kann. Fängt er von sich aus an, über seine Probleme im sozialen Umgang mit anderen zu sprechen, sollte der Therapeut nach und nach bei der Formulierung und dem Verstehen der Probleme helfen. Selbst intelligente junge Männer mit Asperger-Syndrom können große Schwierigkeiten haben, einfache sprachliche Begriffe von psychologischen Phänomenen zu verstehen, z.B. den Unterschied zwischen Vermutung und sicherem Wissen.

In der Familientherapie, besonders im systemischen Ansatz, ist es möglich, Schwierigkeiten in der Dynamik einer

Familie zu erkennen, wobei diese Schwierigkeiten durch ein Familienmitglied mit Asperger-Syndrom hervorgerufen sind. Dieses wird große Probleme haben, die Bedeutung dessen zu verstehen, was sich die übrigen Familienmitglieder in Bezug auf die Gedanken, Gefühle und Motive der anderen vorstellen. Für einen Familienvater beispielsweise kann es schwierig sein, den Unterschied zwischen dem zu verstehen, was er glaubt, was die Mutter denkt, und dem, was sie selbst über das, was sie denkt, berichtet. Für ihn mag es verwirrend sein, dass in der Familie viele verschiedene Vorstellungen darüber existieren, wie die Mutter denkt, nämlich genauso viele, wie es Familienmitglieder gibt. Mitunter sind Kinder von fünf bis sechs Jahren weit besser im Verstehen der Relativität der psychologischen Perspektiven und können angemessener darauf reagieren als ein Vater, der einige Wesenszüge aufweist, die den Symptomen des Asperger-Syndroms ähnlich sind. Er hat große Schwierigkeiten bei der psychologischen Einschätzung, wirkt in sozialer Hinsicht naiv und versucht, dies auf die eine oder andere Weise zu kompensieren.

Es ist zu vermuten, dass die Hypothesen zur »Theorie des Mentalen« (theory of mind), für die sich in den letzten Jahren so viele Psychologen und Psychiater interessieren, nicht nur eine Veränderung in unserer Sicht von den psychologischen Prozessen bei tiefgreifenden Entwicklungsstörungen, sondern auch für die Behandlung bewirken werden. Psychotherapeutische Verfahren haben sich, historisch gesehen, aus der psychoanalytischen Theorie entwickelt. Psychodynamische Theorien, mit den psychoanalytischen verwandt, erfuhren in den Jahren nach dem Zweiten Weltkrieg einen bedeutenden Aufschwung, wurden aber zum großen Teil von systemischen Theorien abgelöst, welche die Grundlage der psychotherapeutischen Arbeit besonders mit Gruppen und Familien bilden. Es ist sicher nicht falsch zu vermuten, dass die Entwicklung der »theory of mind« beim einzelnen Menschen – in Verbindung mit Individual- wie Gruppentherapie – in Zukunft eine wichtige Rolle für unser Verständnis von den psychologischen Abläufen spielen wird.

Verlauf des Asperger-Syndroms

Es gibt nur wenige Studien, in denen Menschen mit Asperger-Syndrom von Kindheit und Jugend bis ins Erwachsenenalter verfolgt werden. Das Wissen auf diesem Gebiet betrifft einzelne Personen, deren Lebenslauf dokumentiert wurde, aber es gibt kaum systematisch ausgewertete Untersuchungen von Lebensläufen bei einer größeren Anzahl von Personen mit diesem Syndrom.

Die inzwischen gesammelten Erfahrungen legen die Annahme nahe, dass vom Asperger-Syndrom als chronischer Störung die betroffene Person für lange Zeit geprägt wird. Vieles deutet darauf hin, dass bei den meisten Menschen mit Asperger-Syndrom dies für das ganze Leben gilt. Das schließt jedoch bedeutende Fortschritte bei einzelnen Personen nicht aus. Wie bei anderen Entwicklungsstörungen können Veränderungen durch Reifung und durch Einüben erzielt werden, und es kann ein besseres Verstehen sozialer Phänomene zu erreichen sein. Die Erfahrung lehrt auch diese Menschen etwas über die Reaktionen der anderen, sodass sie sich nicht mehr ganz so fremd unter ihnen fühlen.

Asperger selbst war der Ansicht, ein Teil der Kinder mit »autistischer Psychopathie«, wie er es nannte, werde sich in der Gesellschaft gut zurecht finden, besonders, wenn ihre geistigen Fähigkeiten eine intellektuelle Beschäftigung im Erwachsenenalter sicherstellen könnten (Asperger 1944). Aspergers optimistische Prognose wird zwar durch spätere Erfahrungen relativiert, aber es gibt Bestätigung dafür, dass solch positive Verläufe in Bezug auf Beschäftigung und Familienleben vorkommen (Gillberg 1991). Auch wenn unser Wissen über den Verlauf des Asperger-Syndroms begrenzt ist, steht doch fest, dass die Prognose bedeutend besser ist als bei frühkindlichem Autismus, obwohl Personen mit Asperger-Syndrom mit dauernden Problemen im sozialen Bereich wie im praktischen Leben rechnen müssen.

Wie erwähnt sind Reifung, Erlernen sozialer Regeln und psychologische Einsicht in das Verhalten anderer Menschen bis ins Erwachsenenalter auch bei Menschen mit Asperger-Syndrom möglich. Ihnen fehlt die Intuition, die normale Menschen befähigt, mit anderen umzugehen. Daher muss soziale Kompetenz mühselig erlernt werden. Dank der oft hohen Intelligenz kann durch das Erlernte der Mangel an Spontaneität und Situationsgefühl zeitweilig so gut kompensiert werden, dass viele Menschen mit Asperger-Syndrom in gewohnten Situationen anderen nicht sonderlich auffällig erscheinen. Unerwartete Krisen im Alltag, welche die Asperger-Persönlichkeit noch nicht zu meistern gelernt hat, können sie aber zusammenbrechen lassen und psychoseähnliche Verwirrtheits- und Chaoszustände hervorrufen. Die scheinbar gut kompensierenden Personen sind recht rigide in ihrer Adaptationsfähigkeit und daher im Erwachsenenalter wegen der Anforderungen an Selbstständigkeit sekundären psychischen Störungen anderer Art ausgesetzt. Eine Entwicklung zur chronischen Schizophrenie kommt jedoch selten vor (Wolf/Chick 1980; Wing 1981).

Wie schwere Panikzustände (engl. *chaotic states)* durch plötzliche, unvorhersehbare und ungewohnte Anforderungen ausgelöst werden können, die einer fragilen Persönlichkeit über den Kopf wachsen, können länger anhaltende Belastungen schwieriger Lebensumstände zu langwierigen emotionalen Störungen führen, am häufigsten zu Depressionen, geringem Selbstwertgefühl, Selbsttötungsgedanken sowie Suizidversuchen. Wenn die Umgebung einen jungen Mann mit Asperger-Syndrom zu einem aktiveren, nach außen hin gerichteten Leben drängt, riskiert sie – in der besten Absicht –, dass er seine Grenzen für belastende und unüberschaubare Aufgaben überschreitet. Wir dürfen nicht übersehen, dass die Asperger-Persönlichkeit ab und zu einen Anstoß braucht, dass aber für eine Person mit einer Behinderung, gerade im sozialen Bereich, ein ruhiges, routinegeprägtes Leben, verbunden mit den Spezialinteressen, auch ein sicheres Dasein bedeutet.

Die weitaus meisten Personen mit Asperger-Syndrom werden nach außen hin ein stilles und ruhiges Leben in ihren Spezialinteressen führen, die für sie eine große Freude und Bereicherung darstellen. Es ist aber auch ein Leben mit der

Unfähigkeit zu natürlichem Kontakt und zur Interaktion mit anderen Menschen, das den Betroffenen Entbehrungen und Traurigkeit bringt.

Es sollen hier keine unnötigen Ängste bei Patienten und Eltern geschürt werden, wenn bei einzelnen Patienten von schweren Unfällen und Verbrechen berichtet wird. Christopher Gillberg erwähnt Literaturberichte und einen konkreten Fall in Schweden, wonach bei Asperger-Persönlichkeiten unheimliche und gefährliche Spezialinteressen wie Vergiftungsexperimente oder Brandstiftung vorkamen (Gillberg 1991). Die Kombination von starker Besessenheit, die den Lebensinhalt darstellt, mit naiver Anschauung von der Umwelt, besonders einer mangelnden Einfühlung in die Psyche anderer Menschen, vergrößert das Risiko für solche Menschen, die Spezialinteressen mit schlimmen Folgen für andere zu realisieren, wenn sie gefährlicher Art sind.

Die Frage der juristischen Konsequenzen krimineller Handlungen, die von Personen mit Asperger-Syndrom begangen werden, ist sorgfältig abzuwägen. Psychiatrische Gerichtsgutachten werden eventuell zu dem Ergebnis kommen, dass Personen mit Asperger-Syndrom weder geistig behindert noch geisteskrank und somit schuldfähig sind. Es muss befürchtet werden, dass inhaftierte Patienten den Übergriffen von Mitgefangenen besonders stark ausgesetzt sein können.

Grenzen zu Normalität und Talent

Eine entscheidende Voraussetzung für die Aufnahme bestimmter Zustände in ein Diagnosesystem, wie z.B. die Internationale Klassifikation psychischer Störungen (ICD) der Weltgesundheitsorganisation WHO, ist, dass sie Leiden, Einschränkung der Lebensentfaltung oder anderer sozialer Möglichkeiten bedeuten und Hilfe, Behandlung oder Rehabilitationsmaßnahmen notwendig machen.

Das Asperger-Syndrom ist so definiert, dass betroffene Menschen psychisch und sozial derart behindert sind, dass sie nicht ohne fremde Hilfe ihr Leben unter normalen Bedingungen meistern können.

Von den Menschen mit Asperger-Syndrom, die sich am besten zurechtfinden, gibt es, wie bei den meisten Syndromen, einen graduellen Übergang zur Normalität. Die Übergangsformen zeigen Wesenszüge des Syndroms, ohne dass eine besondere Hilfestellung nötig ist. Normale Menschen mit Zügen, die dem Asperger-Syndrom ähneln, haben einen zwar eigentümlichen, aber guten Kontakt zu anderen Menschen. Sie zeigen eine Neigung zu bestimmten Interessen, Aktivitäten oder Gewohnheiten, die in ihrem Leben einen großen Raum einnehmen, ohne dass sie Vielseitigkeit ausschließen. Dies ermöglicht vielmehr, dass auch spezielle Interessengebiete eine positive soziale Bedeutung für diese Menschen und andere haben. Vor allem werden sie ihr eigenes Leben führen können – zusammen mit anderen in einer sozialen Gemeinschaft, nicht bloß innerhalb der Familie.

Es kommt vor, dass gewisse Persönlichkeitszüge, die an das Asperger-Syndrom erinnern, mit Talent und Kreativität kombiniert sind.

Selbst sozial behinderte Menschen mit Asperger-Syndrom und Autismus können beachtliche Fähigkeiten besitzen, die sich trotz der schweren Kontaktstörung entwickelt haben. Es können Talente rein mechanischer Art sein, wie ein extrem gutes Gedächtnis oder die Fähigkeit, Daten bestimmten Wochentagen über Jahrzehnte zuzuordnen. Es können musikalische Begabungen sein, die an künstlerische Fähigkeiten heranreichen, wie das absolute Gehör. Es kann die Fähigkeit sein, ein Instrument zu spielen und selbst schwierige Kompositionen recht bald wiedergeben zu können. Andere haben eine Befähigung für Zeichnen; unfassbar, wie beispielsweise Details einer komplizierten Gebäudefassade erinnert oder nach einer nur kurzen Beobachtung vollkommene Zeichnungen zu Papier gebracht werden können.

Wenn solche Talente in Verbindung mit psychischen Entwicklungsstörungen, wie z.B. Autismus oder Asperger-Syndrom, auftreten, liegt die Erklärung darin, dass die geistigen

Fähigkeiten beim einzelnen Menschen nicht gleichmäßig verteilt sein müssen. Allgemein gehen wir davon aus, dass eine Fähigkeit die andere bereichert, und die Entwicklung sich in einem Zusammenspiel vollzieht, wobei viele verschiedene Fähigkeiten sich gegenseitig befruchten. Das muss aber nicht immer der Fall sein.

Die Grafik zeigt, wie verschiedene Intelligenzbereiche bei Menschen mit Autismus unterschiedlich ausgeprägt sind, während sie bei normalen Menschen eine verhältnismäßig gleichmäßige Verteilung haben.

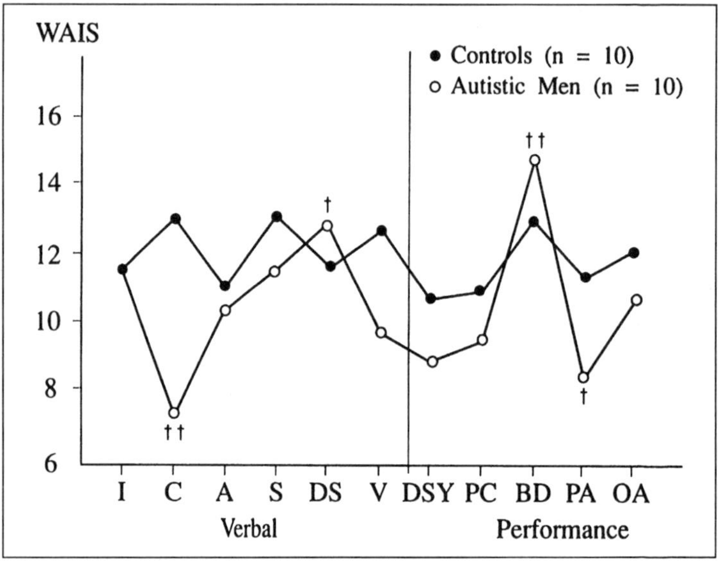

Abb. 2: (nach Rumsey/Hamburger 1990).

Abbildung 2 zeigt das Entwicklungsniveau für jeden der so genannten Untertests, die zusammen einen Intelligenztest darstellen. Die konkrete Information »I«, das Wissen über die Welt, ist bei dieser Gruppe normal begabter Autisten genauso gut entwickelt wie bei normalen Menschen. Dagegen ist der Testbereich »C«, *Comprehension* genannt, weit weniger ausgebildet als die übrigen Fähigkeiten. *Comprehension* steht u.a.

für die Fähigkeit, Überlegungen und Vorstellungen von Verläufen der Ereignisse zu haben. Sie ist Voraussetzung dafür, Situationen zu meistern, die ausweglos erscheinen.

Entsprechend unterentwickelt sind die Intelligenzbereiche, die nötig sind, um den Test »PA« *(Picture arrangement)* zu lösen. Dieser besteht aus einer Serie von Bildern mit einem Handlungsverlauf wie in einem Comic; die einzelnen Bilder sind ausgeschnitten und gemischt. Der Patient soll sie so zusammensetzen, dass sie den ursprünglichen Handlungsverlauf wiedergeben. Dazu muss er die einzelnen Bilder genau betrachten und überlegen, welche Handlungsverläufe möglich sind, um dann zu versuchen, die Bilder in eine Reihenfolge zu bringen, bis die richtige Lösung gefunden ist.

Die Lösungen der Teiltests »C« und »PA« setzen voraus, dass der Patient sich etwas vorstellen kann. Hierbei haben auch normalbegabte autistische Patienten spezifische Schwierigkeiten. Dies spricht dafür, dass bei Autismus ein besonderes Defizit an Vorstellung und Fantasie herrscht.

Abbildung 2 zeigt aber auch, dass es Intelligenzbereiche gibt, die bei normal begabten Autisten, verglichen mit normal begabten Menschen ohne Autismus, besser entwickelt sind. Es handelt sich um reine Gedächtnisfähigkeiten, gemessen mit dem »DS«-Test *(Digit span)*, und um Fähigkeiten, die zum Lösen des »BD«-Tests *(Block design)* erforderlich sind, eines nonfigurativen Puzzletests von erheblicher Komplexität.

Bei der autistischen Störung und den damit verwandten Zuständen wie dem Asperger-Syndrom sowie bei Menschen mit Zügen dieses Syndroms, Menschen, die sonst nicht behindert sind, spricht vieles für Fähigkeitsdefizite schweren wie auch leichteren Grades, aber auch Möglichkeiten der Kompensation durch relativ gut entwickelte Funktionen. Die besten Möglichkeiten zur Kompensation haben Menschen, die trotz umfassender Persönlichkeitsstörung über eine normale bis hohe Intelligenz verfügen.

Die ungleichmäßige Intelligenzentwicklung bei begabten Autisten muss berücksichtigt werden, wenn man die besonderen Stärken und Schwächen verstehen will, die in der psychischen Entwicklung bei Asperger-Syndrom und bei normalen Menschen mit entsprechenden Wesenszügen vorkommen.

Die klinische Erfahrung lehrt, dass eine unausgeglichene psychische Entwicklung wie bei begabten autistischen Menschen häufig auch bei Asperger-Syndrom festzustellen ist, beispielsweise ein umfassendes Wissen in einem eng begrenzten Gebiet gegenüber einer beschränkten sozialen Entwicklung mit sonderbarem und scheuem Kontakt von kindlicher Naivität und Hilflosigkeit.

Bei normalen Menschen mit Wesenszügen des Asperger-Syndroms ist ein ähnlich ungleichmäßiges Entwicklungsprofil zu beobachten und bis zu einem gewissen Grad dieselbe Naivität. Es sind unkonventionelle, charaktervolle Persönlichkeiten, die sich allein gut zurechtfinden, aber nicht immer leicht mit anderen Menschen auskommen und sich oft als außerhalb der normalen menschlichen Gemeinschaft stehend fühlen. Zur Kompensation sind diese Menschen im Stande, sich über ihre Spezialinteressen zu freuen, die sie einsam pflegen und die normalerweise keine Faszination für andere haben.

In außergewöhnlichen Fällen können Menschen mit einer der Asperger-Persönlichkeit ähnlichen Ausprägung philosophische, lyrische oder musikalische Begabungen haben, die bei anderen Faszination und Bewunderung hervorrufen, die aber den Charakter von »Spezialinteressen« haben. Wenn die Begabung künstlerische Qualität erreicht, werden durch die Asperger-Züge auch andere Menschen bereichert.

Bei Durchsicht von Biografien außergewöhnlicher Persönlichkeiten stößt man zwangsläufig auf viele Beispiele von »normalen« Menschen mit Asperger-Wesenszügen; Einzelne davon sind so ausgeprägt, dass es sich wohl um genuine Fälle des Asperger-Syndroms handelt. Christopher Gillberg hat in Vorträgen auf den Komponisten Anton Bruckner (1824-1896) und den Philosophen Ludwig Wittgenstein (1889-1951) hingewiesen.

Historische Fallbeispiele

Versuche, bei Persönlichkeiten eine Diagnose zu stellen, die heute dem Asperger-Syndrom zuzuordnen ist, waren früher problematisch. Keines der älteren Diagnosesysteme hatte Kategorien, die zufriedenstellend jene Wesenszüge beschrieben, die den Kern des Asperger-Syndroms nach der heutigen Definition ausmachen. Dies ist aus älteren Psychobiografien von Personen zu schließen, deren psychische Störung dem Asperger-Syndrom entsprechen dürfte, die aber als schizophren, psychopathisch oder bloß als »Sonderlinge« angesehen wurden. Im Folgenden sind solche Beispiele geschildert.

1944 veröffentlichte der Psychiater Paul Reiter eine Psychobiografie des dänischen Chirurgen Carl Friedrich Reiser (1718-1786). Es wird eine Persönlichkeit mit deutlich abweichender seelischer Entwicklung beschrieben – die Befunde konnten nach der damaligen Diagnostik nicht zufriedenstellend eingeordnet werden.

C.F. Reiser veröffentlichte 1784 im Alter von 66 Jahren eine autobiografische, außerordentlich detaillierte Schilderung von der großen Feuersbrunst 1728 in Kopenhagen. Die wertvolle Dokumentation wird vollkommen verschleiert durch »den höchst eigenwilligen und persönlichen Stil – von einer außerordentlich barocken und höchst launisch wechselnden Art des Buchstabierens und nicht zuletzt von einem herausfordernden Moralisieren« (Reiter 1944). Die Beschreibung wechselt zwischen äußerst konkreten Bildern von den Ereignissen des Feuers und Auflistungen gleichgültiger Details, pedantischem Moralisieren und monomanen Warnungen vor dem Jüngsten Gericht. Die Sprache ist mitunter sehr eigentümlich, die Sätze sind nahezu dekoriert mit einer Zeichensetzung, die keinen Sinn ergibt. Oft spricht der Autor über sich in der dritten Person.

Schon im Jahre 1778 hatte Reiser einen Artikel darüber geschrieben, wie viel ein junger Mensch von Älteren lernen kann, veröffentlicht in der medizinisch-chirurgischen Zeitschrift von Johannes Clemens Todes. Über diesen Artikel lächelten seine Kollegen, das Buch über die Feuersbrunst von Kopenhagen machte ihn später zum Gespött der ganzen Stadt.

Vor seiner Autobiografie war Reiser, 1751 zum Stadtchirurg in Kopenhagen ernannt, in der Stadt wegen seiner bizarren und linkischen Erscheinung allgemein bekannt, gleichzeitig unordentlich gekleidet und pedantisch vom Wesen her. Er führte Selbstgespräche, wenn er in den Straßen spazieren ging. Er war davon besessen, die Botschaft zu verbreiten, man dürfe die Weisheit älterer, erfahrener Menschen nicht verachten, die sie jungen, unerfahrenen Menschen weitergeben könnten. Vor allem moralisierte er pathetisch über die katastrophalen Folgen, die unvermeidlich seien, wenn man mit Licht und Feuer unvorsichtig umgehe, sodass dann große und schöne Städte ein Raub der Flammen würden.

Diese Spezialinteressen pflegte er sein Leben lang, und die Beschäftigung mit dem Feuer ging auf eine nie mehr zu überbietende Feuersbrunst zurück, die er als Sechsjähriger erlebt hatte und deren Einzelheiten er ein Leben lang behielt.

Der Stadtchirurg wurde als tüchtig angesehen, er zeigte großes fachliches Wissen bei den Prüfungen, und während seiner Schulzeit in der Sankt-Petri-Schule bewies er Talent für alles Theoretische. Es ist überliefert, dass seine Lehrer in der Beurteilung uneins waren, einige fanden ihn äußerst begabt, andere sahen ihn als ganz und gar untalentiert an.

Als bekannte Person im Stadtbild wurde er Opfer von Hänseleien, grobem Spaß, zuweilen auch gehässigem Spott. Er selbst war so naiv, dass er es erst viel zu spät merkte, wenn man mit ihm Schabernack trieb. Er wurde, als einige Kollegen zum Spaß erzählten, dass er in Göttingen eine Professur erhalten habe, sehr verbittert und unglücklich.

Paul Reiter benennt in seinem Artikel 1944 sehr genau das Dilemma, bei der Persönlichkeit von C. F. Reiser eine Diagnose zu stellen, aber er beschreibt ihn so, dass man glauben könnte, er habe die klinischen Erfahrungen von Asperger gekannt:

»Deutliche Zeichen einer echten Geisteskrankheit finden wir jedoch bei Reiser nicht. In seinen Schriften fehlen Hinweise auf Zwangsvorstellungen, er litt nicht an Halluzinationen; er war in seiner Art ein sehr absonderlicher Typ, aber auch nicht eigentlich wirklichkeitsfremd. Es gibt keine Anzeichen dafür, dass seine Autobiografie auf abnorm große Schwingungen seines Seelenzustandes zurückzuführen ist. Seine mürrische, barock bissige Erscheinung, Selbstgefälligkeit und Selbstverherrlichung, seine eigentümliche, stark egozentrische Religiosität und engstirnige Verurteilung anderer, die nicht seiner Meinung waren, seine umständliche Form der Beschreibung mit vielen Abschweifungen und Details, wo große und dramatische Ereignisse neben Preisen für Lebensmittel stehen, sein lebenslanges Kleben an Jugenderinnerungen und alten Gewohnheiten – auch in der Kleidung – all dies könnte auf ein epileptisches Leiden hindeuten; aber nirgends berichtet er über Anfälle. Als Chirurg müsste er die Epilepsie gekannt haben, und mit seiner Neigung, über eigene Beschwerden zu reden, hätte er wohl nicht geschwiegen, wenn er an dieser Krankheit gelitten hätte.«

Paul Reiter fasst seine Diagnose folgendermaßen zusammen:

»Am wahrscheinlichsten ist es daher, dass Reiser vom Charakter her ein Sonderling war. Der kleine, vertrocknete, typische Spießbürger mit hohen Ambitionen ist ein steifer und eckiger Einzelgänger gewesen, naiv und absolut humorlos, weshalb es für ihn schwierig war, sich in seiner Umgebung zurechtzufinden. Er hat es nicht leicht gehabt, mit seinen Mitmenschen Kontakt aufzunehmen und er hatte kaum Freunde oder Bekannte außerhalb des engen Kreises der Verwandten. Sein Gemüt muss von starker innerer Spannung und tiefen Widersprüchen geprägt gewesen sein, er hatte nicht das persönliche Format, diese miteinander zu versöhnen. Sein Trost war die Vorstellung, die göttliche Vorsehung würde ihn schon bedenken, wenn irdisches Unglück und Verfolgung ihn plagten. Auf seine Art war er deutlich

verletzbar und empfindlich; äußere Ereignisse haben starke Eindrücke bei ihm hinterlassen, aber er hat sie nicht in einer natürlichen Art und Weise verarbeiten und abreagieren können. Sie sind von der Jugend her perpetuiert worden, so wie die Schrecken der Feuerszenen als kontrasterfüllte, aber tote Fotografien in seiner Erinnerung von Kindheit an stehen geblieben sind, während andere Menschen schon längst damit fertig geworden wären.«

In der Psychobiografie über C.F. Reiser hatte Paul Reiter nicht die Möglichkeit, eine Beschreibung der Kindheit zu geben, außer der Schulzeit. Interessant wären Informationen über die Kindheit in entwicklungspsychologischer Hinsicht, falls es sie gegeben hätte. Das Quellenmaterial, das Reiter in seinem Artikel wiedergibt und die zusammenfassende Beschreibung von Reiser sprechen allerdings dafür, dass der Stadtchirurg ein Mensch mit dem Persönlichkeitsbild des Asperger-Syndroms war.

Es ist verlockend, den Blick auf einen viel bekannteren Menschen als C. F. Reiser zu richten, nämlich auf König Christian VII. (1749-1801), dessen so genannte Geisteskrankheit oft erwähnt wurde, aber nur ein einziges Mal Gegenstand einer Psychobiografie war, und zwar im Buch von Viggo Christiansen 1906, *Christian den VIIs sindssygdom* (Die Krankheit Christians VII.). Die psychische Störung des Königs war komplizierter als die des Chirurgen Reiser. Es gibt leider keine Beschreibung aus der Sicht des Königs, die der Nachwelt eine Vorstellung davon geben könnte, was und wie er dachte und fühlte. Dafür gibt es viele wertvolle Berichte von Zeitzeugen, die ihm nahe standen, sowohl aus seinen Kindheits- wie auch Jugendjahren.

Es ist hier nicht beabsichtigt, eine neue Psychobiografie Christians VII. zu schreiben, vielmehr soll die Biografie von Viggo Christiansen heute, mehr als neunzig Jahre nach ihrer Entstehung, diskutiert werden. Dabei ist nicht zu behaupten, die verfügbaren Informationen über die Geisteskrankheit des Königs würden sicheres Zeugnis dafür ablegen, das Leiden nach heutigen diagnostischen Kriterien als Asperger-Syndrom zu bezeichnen. Bekannt und gut belegt ist, dass die Krankheit des Königs recht komplex war, und dass es kaum möglich sein dürfte, sie eindeutig *einer* Diagnosekategorie zuzuordnen. Trotzdem ist es interessant, die Schilderung von Viggo Christiansen durchzugehen und zu überlegen, wie das Diagnoseproblem aus heutiger Sicht zu bewerten ist.

Die Briefe A.P. Bernstorffs und die Erinnerungen E.S.F. Reverdils sind die wichtigsten Quellen in Bezug auf den psychischen Zustand Christians VII. während seiner Kindheit und Jugend. Zweifellos wies der damalige Kronprinz schon früh Zeichen einer psychischen Entwicklungsstörung auf, sicher schon bevor Reverdil den Unterricht des damals Elfjährigen übernahm.

Reverdil findet den psychischen Zustand des zukünftigen Königs verwirrend. Auf der einen Seite ist der Kronprinz gelehrig, vielseitig interessiert und in der Lage, sich gut zu benehmen, wenn es ihm paßt, auf der anderen Seite aber ist es schwierig, mit ihm Kontakt aufzunehmen, er wirkt apathisch, sitzt und betrachtet lange und eingehend seine Hände, befühlt seinen Unterleib mit den Fingerspitzen, und benimmt sich pötzlich wie ein kleines Kind. Er schneidet Fratzen und knirscht mit den Zähnen. Besonders bei Anforderungen, die er nicht erfüllen will, bekommt er heftige Affektausbrüche. Er schlägt den Kopf an die Wand oder reibt seine Hände am Mauerwerk, bis sie bluten. Sein Verhältnis zu Schmerzen ist nicht normal, er bleibt unbeeinflusst von Dingen, die bei normalen Menschen Schmerzreaktionen ausgelöst hätten.

Halluzinationen sind nicht beschrieben worden. Es gibt auch keine Aussagen, die auf Gedankenbeeinflussung hindeuten würden, wie sie bei schizophrenen Störungen im Mittelpunkt stehen. Zwar hat der junge Prinz aparte Vorstellungen, z.B. davon, wie man sich physisch und psychisch abhärten kann, aber diese Vorstellungen erinnern nicht an die, die Schizophrene in ihren systematisierten Wahnvorstellungen äußern. Er benutzt eine geschraubte Sprache, aber sie ist nicht so bizarr wie die Wortschöpfungen und Wendungen Schizophrener.

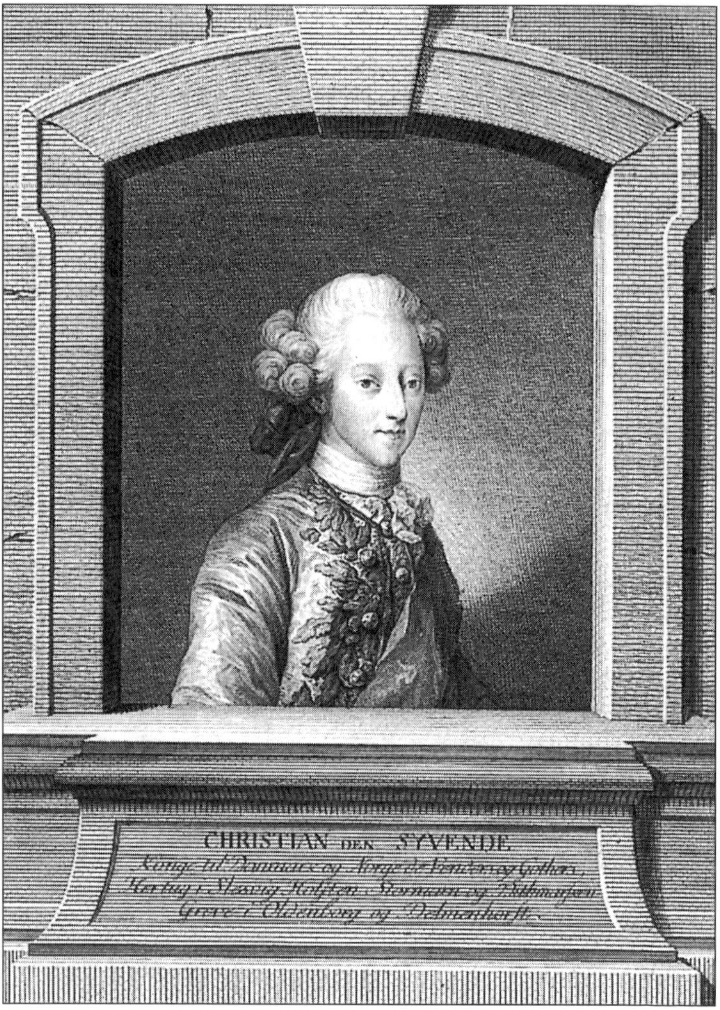

Abb. 3: Christian VII., Kupferstich von I. M. Preisler, Kopenhagen, Statens Museum for Kunst, Kupferstichsammlung.

Welche Diagnose könnte man heute bei den psychischen Störungen Christians VII. stellen, außer dass sie kaum zum schizophrenen Syndrom gehören? Viggo Christiansen war der Ansicht, der Zustand des Kronprinzen könne durch die Diagnose Dementia praecox nach Kraepelin beschrieben werden. Ausgehend von heutigen diagnostischen Prinzipien, besonders in der Abgrenzung zur Schizophrenie, ist die Diagnose Dementia praecox zu breit, um eine zufrieden stellende Differenzierung zwischen der Schizophrenie und anderen ernsthaften psychischen Störungen wie beispielsweise den tiefgreifenden Entwicklungsstörungen zu erreichen.

Da die psychischen Störungen nicht nur aus den Jugendjahren Christians gut dokumentiert sind, sondern sich mit großer Wahrscheinlichkeit schon im Kindesalter manifestiert haben müssen, spricht viel dafür, dass eine seelische Entwicklungsstörung vorlag.

Die konkreten, detaillierten Beschreibungen deuten also auf eine tiefgreifende Entwicklungsstörung hin: Störungen im Sozialverhalten durch ein stark abweichendes Benehmen anderen gegenüber, es sei denn, die gegebene soziale Situation war »wohldefiniert«. Das anscheinend widersprüchliche Bild eines Königs, der sich bei offiziellen Gelegenheiten korrekt verhielt, wie wenn er im Hoftheater in Rollen auftrat, und der sich in Situationen, die Spontaneität und selbstständige, situationsrelevante Initiative erforderten, höchst abweichend benahm, wird somit erklärbar. Auch die gekünstelte Sprache, von bestimmten Redewendungen geprägt, und das Spezialinteresse für physische und psychische Abhärtung sprechen für sprachliche und kommunikative Veränderungen, die auf eine tiefgreifende Entwicklungsstörung hindeuten.

Die zeitweilige Neigung des Königs, Grimassen zu schneiden und mit den Zähnen zu knirschen, könnte auf begleitende Tics hinweisen, möglicherweise in Form des Tourette-Syndroms (S. 95f.). Vorliegende Daten deuten darauf hin, dass das Tourette-Syndrom bei Patienten mit tiefgreifenden Entwicklungsstörungen überrepräsentiert ist.

Dass der König auf vielen Gebieten begabt war, ist ebenfalls gut belegt. Deshalb darf man annehmen, die Diagnose, die wir heute bei der psychischen Störung von Christian VII. stellen würden, wäre Asperger-Syndrom gewesen.

Das Asperger-Syndrom im Verhältnis zu anderen psychischen Störungen

Einige psychische Störungen sind mit dem Asperger-Syndrom verwandt, so der infantile und der atypische Autismus. Zusammen gehören die drei Störungen zur Gruppe tiefgreifender Entwicklungsstörungen. Gemeinsam ist das Auftreten charakteristischer Befunde in Form von

1) abweichendem Sozialverhalten,
2) gestörter Kommunikation und
3) rigiden, zwanghaften Verhaltens- und Interessensmustern.

Infantiler Autismus, atypischer Autismus und Asperger-Syndrom sind nicht nur qualitativ nahe verwandt, sie sind möglicherweise unterschiedliche Erscheinungsformen im Spektrum eines psychischen Grundleidens.

Auch andere Zustände können gemeinsame Züge mit dem Asperger-Syndrom haben, weil ihre Symptome daran erinnern. Dann muss keine besondere Verwandtschaft mit dem Asperger-Syndrom bestehen, es gibt lediglich begrenzt gemeinsame Züge, ohne dass dieselben Ursachen verantwortlich sind.

Das gilt z.B. für die obsessiv-kompulsive Störung. Wie bei Asperger-Syndrom kommen hier rigide Zwänge im Verhalten und Denken vor, es gibt aber keine Abweichung im Sozialverhalten oder in der Kommunikation.

Als Bindungsstörungen bezeichnet man Veränderungen in der sozialen Entwicklung, die oft auf frühe Frustrationen oder Deprivation in den Kontakten zurückzuführen sind. Sie können gemeinsame Züge mit dem Asperger-Syndrom haben, obwohl sie davon verschieden sind.

Elektiver Mutismus ist eine Störung der sozialen Entfaltung bei Kindern, die nur in ganz wenigen und vertrauten Situationen sprechen, beispielsweise zu Hause, nicht aber außerhalb. Dies kann an ein Asperger-Syndrom erinnern, obwohl die Krankheiten nicht als verwandt angesehen werden.

Auch bei Anorexia nervosa kommen rigide Essensgewohnheiten sowie Kontaktformen vor, die manchmal an ein Asperger-Syndrom denken lassen.

In diesem Zusammenhang sind schließlich auch die Syndrome zu erwähnen, die als DAMP oder MBD (S. ##ff) bezeichnet werden, zumal sie in der Tendenz zusammen mit dem Asperger-Syndrom häufiger auftreten, als nach dem Zufall zu erwarten. DAMP steht für *Disorder of Attention, Motor Control and Perception* und beinhaltet Störungen von Aufmerksamkeit, Motorik und Lernen , während MDB die Abkürzung von *Minimal Brain Dysfunction* ist.

Schizophrenie, die durch so genannte positive Symptome wie stimmliche Halluzinationen, systematisierte Wahnvorstellungen und Erleben von Gedankenbeeinflussung geprägt wird, ist leicht vom Asperger-Syndrom zu unterscheiden. Schizophrenie mit »negativen Symptomen«, wie Gefühlsleere, Mangel an Interesse für andere Menschen und verminderter intellektueller Leistung, kann aber an Symptome des Asperger-Syndroms erinnern. Auch paranoide Vorstellungen bei Schizophrenie oder einer chronisch paranoiden Psychose können Ähnlichkeiten mit entsprechenden Störungen beim Asperger-Syndrom haben.

Im Folgenden werden die verschiedenen Störungen beschrieben und mit dem Asperger-Syndrom verglichen.

Frühkindlicher Autismus

Im neuen Diagnoseschlüssel der WHO (ICD-10) ist sowohl das Asperger-Syndrom wie der infantile Autismus den tiefgreifenden Entwicklungsstörungen *(pervasive developmental disorders)* zugeordnet.

Entwicklungsstörungen werden als tiefgreifend bezeichnet, wenn sie die Psyche des Kindes so nachhaltig beeinflussen, dass die Gesamtpsyche gestört wirkt. Im Gegensatz hierzu gibt es spezifische Entwicklungsstörungen, bei denen nur begrenzte psychische Gebiete beeinträchtigt sind, weshalb das Kind ansonsten normal agiert.

Tiefgreifende Entwicklungsstörungen haben eine so starke Auswirkung auf den gesamtpsychischen Zustand des Kindes, weil sie das Zusammenleben mit anderen Menschen, die sprachliche Kommunikation und Fähigkeiten zu flexiblem, situationsangepasstem Verhalten betreffen. Wenn hier bei einem Kind sehr früh Störungen auftreten, wird es in fast allen Situationen außer Stande sein, normal zu reagieren, obwohl sein Reaktionsschema wechseln kann, abhängig von der jeweiligen Situation, in der es sich befindet.

Wenn man die psychische Anomalie eines Kindes als Entwicklungsstörung bezeichnet, soll damit zum Ausdruck gebracht werden, dass die psychische Störung mit einer veränderten biologischen Reifung des Gehirns in Zusammenhang steht. Entwicklungsstörungen zeigen sich sehr früh im Leben eines Kindes und prägen die gesamte Zeit des Heranwachsens.

Autismus manifestiert sich früher als das Asperger-Syndrom. Man vermutet, dass Autismus eine angeborene Behinderung ist, die sich in allen Fällen schon vor dem Alter von zweieinhalb bis drei Jahren zeigt. Das Asperger-Syndrom wird gewöhnlich erst im Alter von drei bis fünf Jahren diagnostiziert. Beide zeigen Störungen im Sozialverhalten, sprachliche Abweichungen und Zwangssymptome. Unterschiede zwischen ihnen bestehen in der Art, wie sich die Symptome ausprägen. Bei Asperger-Syndrom ist die frühe Sprachentwicklung altersentsprechend, wie es die Definition der WHO (S. 20ff.) angibt.

Beim Autismus ist die Kontaktstörung viel umfassender. Der Mangel an Kontakt ist schon bei Kleinkindern auffällig, sie reagieren nicht auf die Stimmen der Eltern, sehen sie nicht direkt an, strecken ihnen die Arme nicht entgegen, zeigen keine Gegenseitigkeit im Blick- oder Körperkontakt. Sie machen sozusagen »instrumentellen« Gebrauch von anderen Personen, indem sie die Eltern zur Hilfe benützen, ohne ihnen ins Gesicht zu sehen und sie zu bitten. Stattdessen führen sie mechanisch die Hände der Eltern zu dem Gegenstand, den sie haben möchten.

Die Sprachentwicklung ist bei Autismus verspätet. Das Kind sagt Worte und Sätze in Echolalie ohne Zusammenhang mit der jeweiligen Situation, nur als stereotype Wiederholung von Worten und Sätzen, die es vorher gehört hat. Das autistische Kind entwickelt viele Verhaltenseigenheiten, zwanghafte Züge und gewisse Rituale, die im Alltag viel Zeit beanspruchen; gleichzeitig zeigt es kaum spontanes und situationsangemessenes Verhalten.

Autistische Kinder wirken daher sehr auffällig, teils durch sonderbare Kontaktform, teils durch Bewegungsstereotypien, wie Auf-Zehenspitzen-Gehen oder plötzlich und unmotiviert klatschende oder flatternde Handbewegungen.

Kinder mit Asperger-Syndrom wirken auf den ersten Blick weniger auffällig. Erst wenn man sie näher kennen lernt, merkt man ihre Schwierigkeiten, die Interaktion wie auch Kommunikation und Denken betreffen.

Nach fast dreißig Jahren gibt es in der Forschung über den infantilen Autismus kaum noch Zweifel daran, dass die Ursachen organisch (biologisch) bedingt sind (Gillberg 1992). Bei 20-30% der autistischen Kinder kann eine bestimmte körperliche Erkrankung als Ursache nachgewiesen werden. Diese betrifft das Gehirn, sodass die psychische Entwicklung seit frühester Kindheit vom Autismus bestimmt wird. Bei ca. 50% ist nachzuweisen, dass eine organische Störung am Gehirn vorliegt, ohne dass eine bestimmte Krankheit als primäre Ursache angegeben werden kann. Man muss aber vermuten, dass eine solche vorliegt. Beim letzten Viertel der autistischen Kinder kann weder eine organische Störung noch eine körperliche Erkrankung nachgewiesen werden. Trotzdem ist anzunehmen, dass als Ursache des Autismus eine biologische Erklärung richtig ist, ohne dass wir mit unseren heutigen Methoden den Nachweis dafür erbringen können.

Um die autistische Störung zu verstehen, müssen die Zusammenhänge zwischen der zu Grunde liegenden organischen Störung und den Symptomen des Kindes erkannt werden. Bedeutsam ist vor allem, wie eine Funktionsstörung des Gehirns die Beeinträchtigung in der sozialen Interaktion hervorrufen kann, die bei Autismus beobachtet wird. Die dänische Psychologin Anegen Trillingsgaard hat vor kurzem eine Übersicht über die neuropsychologischen Theorien der sozialen Defizite autistischer Kinder veröffentlicht, die sie »Seelenblindheit« nennt. Mit diesem Terminus bezeichnet sie die mangelnde Einsicht in die Psyche anderer Menschen (Trillingsgaard 1994). Die »theory-of-mind-Hypothese« gehört zu den wissenschaftlich am besten belegten Ansichten und ist im Kapitel »Asperger-Syndrom – eine klinische Übersicht« beschrieben (siehe auch Frith 1992; Trillingsgaard/Jørgensen 1993).

Kinder mit Asperger-Syndrom zeigen leichtere Symptome als autistische Kinder. Sie haben einen besseren emotionalen Kontakt, ein immer noch formelles, aber korrekteres Sozialverhalten; dennoch sind sie in ihrer Interaktion mit anderen Menschen sonderbar und wenig spontan. Dies deutet darauf hin, dass nicht der Kontakt selbst bei tiefgreifenden Entwicklungsstörungen gestört ist, sondern die formelle Verhaltensmodulation in der Interaktion mit anderen Menschen wegen einer basalen Störung nicht gelingt.

Die Symptome von Autismus und Asperger-Syndrom beinhalten vermutlich dieselben qualitativen Anteile, sind aber unterschiedlich ausgeprägt und entwickelt. Besonders Lorna Wing und Christopher Gillberg haben die Hypothese aufgestellt, beide Zustände seien Varianten innerhalb eines »Autismusspektrums«.

Atypischer Autismus

Wie die Bezeichnung andeutet, ist »atypischer Autismus« ursprünglich dadurch charakterisiert, dass betroffene Kinder oder Erwachsene Symptome zeigen, die dem typischen Bild des infantilen Autismus ähneln, aber doch nicht ganz der festgelegten Definition entsprechen. Die Bezeichnung könnte leicht dazu führen, eine Verlegenheitsdiagnose sowohl bei spezifischen Syndromen wie auch bei unspezifischen zu stellen, denen lediglich gemeinsam ist, dass sie eine gewisse Ähnlichkeit mit Autismus haben.

Besonders in der amerikanischen Literatur sieht man, dass atypische Formen des Autismus, die nicht alle Kriterien des infantilen Autismus erfüllen, als schwere Behinderung, aber auch mit normaler Intelligenz, ja sogar bei besonders begabten Kindern oder Erwachsenen vorkommen. Dies dürfte dem Asperger-Syndrom entsprechen.

Da jetzt das Asperger-Syndrom als selbstständige Diagnose existiert, wird der atypische Autismus vorwiegend bei autismusähnlichen Symptomen angenommen, die als Folge einer schweren geistigen Behinderung auftreten. Atypisch kann sein, dass bei frühem oder auch späterem Auftreten nur eines oder zwei der insgesamt drei Kriterien erfüllt sind, die zur Diagnose »infantiler Autismus« gefordert werden. Man trifft hier auf schwer geistig behinderte Kinder, die bei einem bedeutenden Entwicklungsrückstand uncharakteristisch kontaktarm sind, gleichzeitig typische Stereotypien wie Hin- und Herschaukeln des Körpers oder Flattern mit den Armen zeigen. Die Sprache ist zumeist so schwer gestört und das Niveau der Fähigkeiten so begrenzt, dass etwaige Abweichungen in der Kommunikation nicht zu beurteilen sind. Es kann nur allgemein festgestellt werden, dass auch die kommunikativen Fähigkeiten kaum entwickelt sind.

Anzunehmen ist, dass beim atypischen Autismus umfassende hirnorganische Störungen vorliegen, oft von einer Epilepsie begleitet. Viele Kinder werden als schwer geistig behindert bezeichnet und brauchen umfassende Hilfe. Eine höhere Anzahl von Jungen, wie bei Patienten mit infantilem Autismus und Asperger-Syndrom, ist bei atypischem Autismus nicht zu beobachten, die Geschlechterverteilung ist gleichmäßig.

Bindungsstörungen

Die Bezeichnung »Bindungsstörungen« wird inzwischen für viele Zustände benutzt, die man »frühe Frustration«, »frühe Deprivation« oder bloß »frühe Schädigung« nannte. Diese Angaben hatten einen Erklärungsaspekt, wohingegen die Bezeichnung »Bindungsstörung« deskriptiv ist. Sie sagt nämlich etwas darüber aus, was man beim Kind oder Erwachsenen beobachten kann, dass nämlich eine Störung in der Bindung an andere vorliegt.

Die typische Form einer Bindungsstörung besteht darin, dass vom Kind leicht Beziehungen zu Fremden aufgenommen werden, wahllos unverpflichtend, d.h. ohne dem Kontakt viel Wert beizumessen. Das Kind bindet sich nicht selektiv oder mit Vorliebe an Erwachsene, die es versorgen oder sich um es kümmern, es nimmt auch auf sie keine Rücksicht, wie diese es von Kindern erwarten, die früher in Not waren und später beispielsweise von einer Pflegefamilie fürsorglich und aufopferungsvoll versorgt werden.

Wenn man Kinder mit charakteristischen Formen der Bindungsstörung bzw. Kinder mit Asperger-Syndrom genauer betrachtet, sind sie nicht schwer voneinander zu unterscheiden. Diagnostische Schwierigkeiten gibt es aber, wenn selten Kinder beide Störungen aufweisen. Dann hat das Kind sowohl organisch wie auch sozial bedingt psychische Schwierigkeiten, was zu berücksichtigen ist. Daher muss diese Gruppe von Kindern besonders gründlich psychiatrisch untersucht werden.

Wenn Bindungsstörungen und Asperger-Syndrom bei einem Kind gleichzeitig auftreten (was nur selten vorkommt), wird der frühe Verlauf gewöhnlicherweise besonders von den direkten Folgen emotionaler Frustration oder Deprivation, die das Kind erlebt hat, geprägt sein. Es kann sich um Kinder handeln, die von Eltern mit schweren Geisteskrankheiten oder Drogenmissbrauch vernachlässigt wurden. Erst später werden die Symptome des Asperger-Syndroms deutlich. Es ist dann wichtig, dass die Behandlung nach anderen Prinzipien erfolgen muss, als wenn das Kind nur Bindungsstörungen nach früher Frustration zeigte.

Als notwendige Maßnahme bei psychischen Störungen eines Kindes nach emotionaler Frustration kann die frühzeitige Unterbringung in einer Pflegefamilie angezeigt sein. Wenn das Kind dann im Alter von sechs bis sieben Jahren Symptome zeigt, die auf Bindungsstörungen anderer Art als die ursprünglichen Frustrationsreaktionen hinweisen, ist es wichtig, erneut eine psychiatrische Untersuchung vorzunehmen.

Die neue Diagnose, z.B. vor Schulbeginn, ist bedeutsam für die Wahl der Schulform und um abzuklären, dass neue Probleme nicht nur auf eine unzulängliche Umgebung, auch nicht auf ein Versagen der Pflegefamilie zurückzuführen sind. Diese könnte sich sonst schuldig fühlen – und vielleicht von den Behörden als ungeeignet beurteilt werden.

Elektiver Mutismus

Elektiver Mutismus ist eine seltene und eigentümliche Form abweichenden Sozialverhaltens, die bei Kindern schon im Alter von drei bis vier Jahren zu beobachten ist. Die Störung besteht darin, dass das Kind aufhört, mit anderen zu kommunizieren; nur mit der engsten Verwandtschaft wird noch gesprochen. Das Kind redet mit Eltern und Geschwistern, nicht aber mit anderen, z.B. im Kindergarten, daher die Bezeichnung »elektiv« (selektiv).

Manche Kinder hatten früh Auffälligkeiten in der sprachlichen Entwicklung, z.B. eine späte Sprachentwicklung oder Schwierigkeiten im Ausdruck. Außerdem zeigten sie früh Scheu vor Fremden und wurden verlegen, wenn sie im Mittelpunkt der Aufmerksamkeit standen. Sie können stur und rigide wirken. Am besten soll alles so bleiben, wie es ist, und Anforderungen, die neue Situationen mit sich bringen, müssen nach den eigenen Vorstellungen erfüllt werden.

Nach der internationalen Diagnostik (ICD-10 1993) gehört diese Störung zu den Zuständen, deren zentrales Problem die abweichende Sozialentwicklung ist. Es handelt sich aber um eine Abweichung, die bei Autismus oder bei asozialen Verhaltensstörungen nicht vorkommt.

Die Behandlung ist schwierig. Oft gibt es keine Möglichkeit, die Persönlichkeit oder die rigiden Gewohnheiten des Kindes in der sprachlichen Kommunikation grundlegend zu ändern. Die meisten nähern sich, je älter sie werden, spontan einer natürlicheren Kommunikation mit der Umgebung an. Später kann eine Veränderung im Alltag, beispielsweise der Beginn eines Internatsaufenthalts, plötzlich eine spontanere sprachliche Kommunikation gegenüber Fremden bewirken.

Zum elektiven Mutismus gibt es keine ausreichenden wissenschaftlichen Untersuchungen, sodass noch immer ungeklärt ist, ob gemeinsame Züge mit dem Asperger-Syndrom vorkommen.

Zwangszustände

Die Diagnose »Zwangszustände« oder »obsessiv-kompulsive Störungen« (Obsessive Compulsive Disorder, OCD) bezeichnet psychische Symptome, die von Zwangsgedanken und -handlungen bei normalem Sozialverhalten und sprachlicher Kommunikationsfähigkeit geprägt sind. Betrachtet man das Verhalten eines Menschen mit ritualisierten Zwangshandlungen, kann es äußerlich dem eines begabten Autisten ähneln. Es gibt aber den entscheidenden Unterschied: Beim OCD fehlen soziale und kommunikative Störungen, die bei Asperger-Syndrom immer vorkommen.

Ein weiterer Unterschied zwischen OCD und Asperger-Syndrom ist, wie der Patient seine Zwangsvorstellungen und die zwanghaften Spezialinteressen erlebt. Zwangsvorstellungen werden als »Symptom« empfunden, als etwas Fremdes, als ein ich-dystones, störendes Leiden, das die Patienten selbst nur teilweise kontrollieren können. Menschen mit Asperger-Syndrom hingegen erleben ihre engen Spezialinteressen als etwas Anziehendes, mit dem sie sich gerne beschäftigen, auch wenn sie sich nur teilweise zufrieden gestellt fühlen. Aber sie finden auch, dass es wenig anderes gibt, was eine entsprechende Freude bereitet. Sie erleben ihre Spezialinteressen als Teil ihrer Persönlichkeit, nicht als Krankheit.

Bei Nachuntersuchung von Menschen, die als Kinder an OCD litten, fand man unter erwachsenen männlichen Patienten 7% mit Asperger-Syndrom (Thomsen 1994). Es ist zu vermuten, dass die Jungen früher schon Symptome des Asperger-Syndroms hatten und möglicherweise das Syndrom in vollem Umfang aufwiesen, aber dass dies damals übersehen wurde, weil das Wissen über das Asperger-Syndrom noch kaum verbreitet war.

Anorexia nervosa

Magersucht (Anorexia nervosa) kommt typischerweise bei Mädchen in der Pubertät vor. Nach einer normalen psychischen Entwicklung verändert sich die seelische Verfassung des Kindes innerhalb von Monaten. Immer einseitiger kreisen die Gedanken des Mädchens um Essen, Kalorien und Aussehen. Es ist nur mit seiner körperlichen Erscheinung beschäftigt, ob beispielsweise der Körper zu fett ist. Dies geht so weit, dass das Mädchen denkt, es sei zu dick, obwohl der Körper sehr schlank oder sogar direkt mager ist. Es wehrt sich mit allen Mitteln gegen eine Gewichtszunahme, versucht abzunehmen, indem es immer weniger isst, verbraucht durch physische Aktivität Kalorien oder erbricht nach den Mahlzeiten.

Jungen können auch an Anorexia nervosa leiden, aber Mädchen machen 85% der Patienten aus. Die Mädchen haben außerdem keine Menstruation, und es gibt Hinweise, dass organische Veränderungen in den Körperfunktionen auftreten.

Über die Ursache der Anorexia nervosa sind verschiedene Hypothesen aufgestellt worden. Sie reichen von rein organischen (hormonellen) zu nur psychologischen (das Kind möchte nicht erwachsen werden), aber es gibt tatsächlich keine Erklärung, die zufriedenstellend belegt worden ist.

Bei den jüngeren Patienten kann eine Familientherapie hilfreich sein, aber wenn der Zustand länger andauert, bevor eine Therapie angefangen wird, sind die Heilungschancen nicht sehr gut. Hier soll unterstrichen werden, dass eine erfolgreiche Familientherapie nicht bedeuten muss, die Erkrankung habe einen familiären Hintergrund.

Das Asperger-Syndrom kann auffällige Ähnlichkeiten mit der Anorexia nervosa aufweisen, aber es gibt charakteristische Unterschiede. Diese atypischen Fälle des Asperger-Syndroms manifestieren sich meist früh durch Schwierigkeiten bei der sozialen Interaktion, z.B. im Kindergarten. Das Mädchen hat nur wenig Kontakt zu anderen Kindern, spielt nicht viel und wirkt recht stereotyp in seinem Verhalten. Ist es intelligent, wird es oft still und wohlerzogen wirken, es tut, was man ihm sagt, aber es besitzt wenig Fantasie. Die Sprache ist altersgemäß und meist sehr korrekt. In der Schule wird das fleißige, artige und konventionelle Verhalten noch mehr ausgeprägt. Zwanghafte Züge in Bezug auf Verhalten und Kleidung können vorkommen. In der Vorpubertät kommen anorektische Tendenzen hinzu – die zwanghafte Ablehnung von Essen, weil Essen fett macht – und die Beschäftigung mit dem körperlichen Aussehen.

Die Vorgeschichte ist wichtig, will man abklären, ob die Anorexie eine Variante des Asperger-Syndroms darstellt. Es gibt aber auch spätere Anzeichen, die dafür sprechen können. Der Kontakt ist schlechter, das kognitive Entwicklungsprofil ist wie bei Asperger-Syndrom unausgeglichen, und vielleicht ist die »theory of mind« wenig entwickelt. Darüber hinaus erweist sich die Behandlung als schwierig, und die psychotherapeutischen Techniken, die bei der Anorexie angewandt werden, haben nicht dieselbe Wirkung, wenn Anorexia nervosa mit Asperger-Syndrom verbunden ist. Die Behandlung muss sich weit mehr auf die Veränderung der Zwangssymptome konzentrieren, die in rigiden Fällen von Nahrungsverweigerung lebensbedrohlich werden können. Einige Prinzipien der Behandlung des Asperger-Syndroms können in die Therapie der Anorexie übernommen werden. Durch die äußere Struktur ist eine Änderung in Form von Gewichtszunahme zu erreichen. Konkrete Instruktionen werden gegeben, keine Psychologisierung des Essensverhaltens. Stattdessen wird der Verlauf anhand von messbaren Veränderungen, z.B. Gewichtskurven im Verhältnis zur Einnahme von Kalorien, beurteilt.

Marie Råstam aus Göteborg hat zusammen mit Christopher Gillberg das Vorkommen der Anorexia nervosa in einer repräsentativen Gruppe der Bevölkerung untersucht. Ca. 15% der Patienten mit Anorexia nervosa hatten auch das Asperger-Syndrom (Råstam/Gillberg/Gillberg 1995). Dabei waren die Kriterien für die Asperger-Diagnose sehr streng, denn die Anorexie-Patienten mussten andere »Spezialinteressen« als Gewicht/Essen haben, ehe die Diagnose gestellt wurde. Obwohl es nicht unangemessen wäre, die übertriebene Beschäftigung mit Gewicht/Essen als Spezialinteresse anzusehen, wurde dies nicht als Kriterium akzeptiert.

Diese häufige und bisher unbeachtete Möglichkeit des Zusammentreffens zweier Störungen, des Asperger-Syndroms und der Anorexia nervosa, hat neue Perspektiven für unser Verständnis von beiden Zuständen eröffnet. Das Asperger-Syndrom ist bei Mädchen häufiger als bisher angenommen. Anorexia nervosa erfordert in einigen Fällen eine Behandlung, die der des Asperger-Syndroms ähnelt, beispielsweise in der äußeren Struktur oder in der Art, wie die Umgebung für einen positiven Verlauf dadurch sorgen kann, dass Probleme nicht psychologisiert werden.

MBD/DAMP

MBD (Minimal Brain Dysfunction) bezeichnet eine Gruppe von Störungen mit Konzentrationsschwierigkeiten, motorischer Dysfunktion, eventuell auch mit Hyperaktivität und besonderen Lernschwierigkeiten. Die Bezeichnung »MBD« besagt, die Ursachen seien hirnorganischer Natur, aber nicht so ausgeprägt wie bei neurologischen Störungen, z.B. bei spastischen Lähmungen oder bei Demenz.

Die Epidemie der »Spanischen Krankheit« zur Zeit des Ersten Weltkriegs zeigte, dass Kinder, die früher ganz gesund waren, sich unter dem Einfluss des Virus, das eine Hirnentzündung (Enzephalitis) auslöste, psychisch veränderten. Die durch die Enzephalitis hervorgerufenen Symptome betrafen die Fähigkeit zur Konzentration und die motorische Steuerung. Motorische Ungeschicklichkeit oder Hyperaktivität waren beispielsweise die Folge. In der Schule bekamen viele dieser Kinder Lernschwierigkeiten und hatten außerdem Probleme, ihre aggressiven Gefühle zu kontrollieren.

Da diese psychischen Veränderungen als direkter Einfluss des Virus auf das Gehirn anzusehen waren, wurden die oben genannten Symptome als MBD zusammengefasst oder als »chronisch hirnorganisches Psychosyndrom« bzw. »frühkindliche Hirnschädigung« bezeichnet.

Der hirnorganische Hintergrund der MBD wird dadurch untermauert, dass die Verabreichung zentral stimulierender Medikamente (wie Methylphenidat und Dextroamphetamin) eine ausgesprochen positive Wirkung zeigt. Die Mittel haben zur Folge, dass das Kind seine Aufmerksamkeit steuern und seine Reaktionen besser kontrollieren kann. Die Konzentrationsfähigkeit nimmt zu und das Kind ermüdet nicht so schnell. Die motorische Unruhe wird geringer, das Kind kommt zur Ruhe, erlebt sich und die Umwelt als besser berechenbar. Die leichte Ablenkbarkeit und unkontrollierbare motorische Unruhe werden vom Kind selbst als störend empfunden. Nach der medizinischen Behandlung erfahren die meisten Kinder eine subjektive Erleichterung. In Bezug auf Schlaf und Appetit können Nebenwirkungen auftreten, aber sie sind durch eine genaue Dosierung zu vermeiden.

Auf Vorschlag des schwedischen Kinderpsychiaters Christopher Gillberg setzt sich die Bezeichnung DAMP (Aufmerksamkeitsstörung) immer mehr durch. Diese Abkürzung steht, wie bereits erläutert, für »Disorder of Attention (Aufmerksamkeit), Motor Control (motorische Kontrolle) und Perception (Wahrnehmung)«. Sie besitzt den Vorteil, dass nichts über die vermuteten Ursachen ausgesagt wird, z.B. über die hirnorganische Ätiologie, sondern nur die beobachtbaren Symptome zusammengefasst werden.

Die Schwierigkeit, die Aufmerksamkeit zu steuern, ist der Grund, weshalb das Kind sich nicht konzentrieren kann und sich leicht von allen möglichen äußeren Eindrücken ablenken lässt. Es muss sich sehr anstrengen, um beispielsweise bei den Schularbeiten für längere Zeit konzentriert zu sein, und wird deshalb schnell müde. Es ist leicht verwirrt und kann Kontakt schlecht aufrecht erhalten. Wenn es verwirrt ist, können Kontaktschwierigkeiten den Verdacht auf Autismus oder Asperger-Syndrom lenken, aber ein Kind mit DAMP kann unter normalen Umständen ohne Unruhe und Ablenkung einen ganz normalen Kontakt aufrechterhalten.

Eine kleine Gruppe von Kindern mit DAMP hat auch Symptome des Asperger-Syndroms. Sie lassen sich nicht nur leicht ablenken, sie sind auch motorisch unsicher. Fundamentale Störungen in der Interaktion mit anderen sowie Störungen in der verbalen wie nonverbalen Kommunikation sind zu beobachten. Gewohnheiten und zwanghafte Interessen nehmen im Alltag einen übergroßen Raum ein. Vermutlich sind diese Kinder gleichzeitig von DAMP und Asperger-Syndrom betroffen. Es ist auch möglich, dass es einen fließenden Übergang zwischen dem Asperger-Syndrom und DAMP gibt, wie Christopher Gillberg meint.

Das Tourette-Syndrom

Das Tourette-Syndrom, benannt nach dem französischen Neurologen Gilles de la Tourette, ist ein von Tics geprägter Zustand, d.h. mit unwillkürlichen Bewegungen des Kopfes, in der Gesichtsmuskulatur, in den Schultern, Armen, Händen und Fingern, eventuell auch in der Muskulatur des ganzen Oberkörpers. Diese Tics treten zeitweilig und an verschiedenen Stellen auf. Das Leiden fängt in der Kindheit an, setzt sich meist bis ins Erwachsenenalter fort. Besonders charakteristisch sind unwillkürliches Husten, Räuspern oder das Aussprechen von Wörtern, die zwanghaft obszön sein können. Akustische Tics müssen eine Folge von ticartigen Bewegungen im Zwerchfell sein, die stoßweise Luft aus den Lungen pressen, wobei die genannten Laute entstehen.

Ohne Zweifel ist das Tourette-Syndrom Ausdruck einer hirnorganischen Dysfunktion. Der Zustand tritt manchmal auch zusammen mit MBD/DAMP oder Zwangszuständen auf.

Vor kurzem haben Simon Baron-Cohen und Mitarbeiter eine neuropsychologische Hypothese zur Entstehung des Tourette-Syndroms aufgestellt (Baron-Cohen et al. 1994). Sie bezieht sich auf eine psychische Funktion, die als »intention editor« bezeichnet wird, was durch spezielle Tests zu operationalisieren ist. »Intention editor« ist die Fähigkeit, die Planungen zu steuern, die den verschiedenen Handlungen zu Grunde liegen. Die Regulierung findet mehr oder weniger automatisch auf der Ebene der Vorstellung statt. Manchmal ist die Steuerung ein Ergebnis sorgfältiger Überlegungen zu mehreren Plänen in Bezug auf verschiedene Handlungsmöglichkeiten. Daraufhin entscheiden wir uns für eine bestimmte Lösung und führen sie aus. Manchmal reagieren wir eher automatisch. Baron-Cohens Untersuchung deutet darauf hin, dass Kindern mit Tourette-Syndrom die Fähigkeit fehlt, motorische Handlungen und sprachliche Äußerungen zu steuern.

Es sind Patienten beschrieben worden, bei denen eine Kombination von Tourette- und Asperger-Syndrom vorkam. Ungewiss ist jedoch, ob es sich dabei um Zufälle handelt oder ob beide Störungen de facto öfter zusammen auftreten als zu erwarten wäre.

Schizophrenie

Im Vorangegangenen sind Zustände beschrieben worden, die mit dem Asperger-Syndrom verwandt sind, die derselben Kategorie angehören (wie beispielsweise Autismus) oder die gemeinsame Züge besitzen (wie beispielsweise Zwangssymptome).

Die Abgrenzung des Asperger-Syndroms gegenüber Zuständen des »schizophrenen Spektrums« (Parnas 1994) – z.B. Schizophrenia simplex oder schizotypische Geisteskrankheit) – ist schwierig. Die Schizophrenien bilden das Kerngebiet des Psychosebegriffs in der Psychiatrie. Für die zukünftige psychiatrische Forschung ist es eine wichtige Aufgabe, wissenschaftlich belegte Kriterien für eine Abgrenzung der Schizophrenie zum Asperger-Syndrom zu erarbeiten.

Die einseitigen, naiven und »egozentrischen Züge« bei Personen mit Asperger Syndrom haben ohne Zweifel viele Psychiater dazu verleitet, sie als verwandt oder identisch mit dem schizophrenen Formenkreis oder als Persönlichkeitsstörung mit schizophrenen Zügen zu betrachten. In der täglichen Praxis und in der Fachliteratur war man trotzdem vorsichtig, bei Patienten, die wir heute als Asperger-Persönlichkeiten bezeichnen würden, eine Diagnose aus dem Schizophreniespektrum zu stellen. Denn offenkundig fehlen oft zentrale Schizophreniesymptome, nämlich Halluzinationen (besonders akustische), Wahnvorstellungen und Erleben von Gedankenbeeinflussung. Aber das Sonderbare, Eigenartige und Rigide in der Psyche des Asperger-Patienten hat die Psychiater beeindruckt, die ohnehin »Autismus« als das Besondere an der Schizophrenie betrachten.

Die Schizophrenie oder, besser gesagt, die Schizophrenien, bilden eine Gruppe von schweren psychischen Störungen, die in der Jugend oder im frühen Erwachsenenalter auftreten. Nach einer Kindheit ohne deutliche Anzeichen einer psychischen Erkrankung kommt es zu schneller oder langsamer Veränderung des Denkens, der Wahrnehmung, des Fühlens und in Interaktionen mit anderen. Eine beginnende Schizophrenie geht mit Gedanken und Vorstellungen einher, in die man sich nur schwer oder kaum hineinversetzen kann.

Halluzinationen sind charakteristische Formen der Sinnestäuschung bei Schizophrenie, besonders im akustischen Bereich. Schizophrene Personen hören Stimmen, die in Wirklichkeit, wie andere feststellen, nicht existieren. Man kann den Patienten nicht davon überzeugen, dass die Stimmen etwas sind, das er nur in sich selbst erlebt. Sie werden von ihm so wahrgenommen, wie wenn normale Menschen die Stimmen anderer Menschen von außen hören.

Wahnvorstellungen sind Anschauungen, die inhaltlich verrückt, unrealistisch und bizarr wirken. Gleichzeitig sind sie auffallend »privat«, indem der Patient ein eigenes System scheinbar logischer Erklärungen für seine Vorstellungen aufgebaut hat – Erklärungen, die er anderen offenbart oder in besserwisserischer Selbstgenügsamkeit verheimlicht. Versuche, das Verrückte der Wahnvorstellungen zu erklären oder zu demonstrieren, führen nicht einmal teilweise zu einer Korrektur in Übereinstimmung mit der Wirklichkeit.

Die schizophrenen Gedankenstörungen umfassen mehrere Möglichkeiten, wie eigene Gedanken erlebt werden. Charakteristisch ist die so genannte Gedankenbeeinflussung, d.h. der Patient erlebt, dass seine Gedanken von äußeren Kräften gelenkt oder direkt gesteuert werden. Der Betroffene kann den Eindruck haben, dass Gedanken anderer in seine Gedankenwelt z.B. durch Strahlen eingeführt werden. Er kann die konkrete Vorstellung haben, dass die Gedanken, die er denkt, nicht die eigenen sind. Umgekehrt können schizophrene Menschen auch erleben, dass Gedanken aus ihrer Gedankenwelt in die anderer übertragen werden (Gedankenentzug). Diese Denkstörungen werden als etwas ganz Konkretes aufgefasst. Es sind also keine Metaphern, die der Patient benutzt, um seine eigentümlichen Bewusstseinsveränderungen zu erklären. Es dreht sich auch nicht um verwirrte Erlebnisse auf dem Hintergrund eines getrübten Bewusstseins, sondern um konkrete Erlebnisformen bei klarem Bewusstsein.

Die oben genannten drei Symptome, Halluzinationen, Wahnvorstellungen und Gedankenbeeinflussung, werden heute von den meisten Psychiatern als Kernsymptome der Schizophrenie angesehen, die immer oder zeitweilig während des Krankheitsverlaufs vorhanden sind. Wenn diese drei Symptome als Kriterien der Schizophrenie gelten, wird eine bestmögliche Abgrenzung zu den Patienten mit Asperger-Syndrom erreicht, gerade weil sie äußerst selten an diesen Symptomen leiden.

Wie erwähnt, gibt es jedoch Psychiater, die den Autismus als das zentrale und spezifische Symptom der Schizophrenie betrachten. Hier hat das Wort »Autismus« eine andere Bedeutung als im Begriff »infantiler Autismus«, der die besondere, tief greifende Entwicklungsstörung bezeichnet, die in diesem Buch ausführlich dargestellt worden ist.

Um Missverständnissen vorzubeugen und die Begriffe nicht zu vermischen, soll im Folgenden beschrieben werden, was das Wort »Autismus« bedeutet, wenn es als Symptom der Schizophrenie benutzt wird. Kurz gesagt bezeichnet der Begriff Autismus in Verbindung mit Schizophrenie die Tendenz der Patienten, sich mit ihrer »inneren Welt« zu beschäftigen, und zwar mit geringer Aufmerksamkeit und wenig Interesse für die Umgebung. Wenn es schwierig ist, in Kontakt mit einem schizophrenen Patienten zu kommen, liegt es daran, dass die Gedanken des Patienten um eigene Gefühle, Empfindungen und Vorstellungen kreisen und sich nicht mit der Umwelt befassen, z.B. auch nicht mit der Person, die sich an den Patienten wendet. Der Begriff Autismus bekommt in der Verbindung mit Schizophrenie eine breitere Bedeutung als »Privatheit«, die die ganze Lebensführung, das Denken und das Gefühlsleben prägt, kurzum das Wesen des Patienten, das ihn im Verhältnis zu anderen Menschen so »eigen« erscheinen lässt. In dieser breiteren Bedeutung kann es schwierig sein, das Autistische und das Nichtautistische klar zu definieren, aber viele Psychiater behaupten, dies sei eine Sache des Gefühls, auf das man sich in der klinischen Praxis verlassen könne.

Gerade die Psychiater, die bei Schizophrenie den Autismus in den Mittelpunkt stellen, werden dazu geneigt sein, das Sonderbare bei Patienten mit Asperger-Syndrom für eine Form des Autismus zu halten, die bei Schizophrenie beobachtet wird. Daher wählen sie die Diagnose Schizophrenie, obwohl der Patient weder Halluzinationen hat noch unter Gedankenbeeinflussung leidet.

Paranoide Zustände

Paranoide Zustände oder »Paranoia« können als Verrücktheit bezeichnet werden. Dabei ist die »verrückte« Auffassung von der Wirklichkeit das zentrale Charakteristikum. Auf einem oder mehreren Gebieten entwickelt die paranoide Person Vorstellungen, die im Verhältnis zu den Auffassungen normaler Menschen eindeutig verrückt sind. Die paranoiden Vorstellungen werden von diesen Patienten in einer besonderen Art begründet und beibehalten. Auch wenn sie nicht unintelligent wirken, begründen sie ihre Auffassung mit vollkommen unrealistischen Erklärungen.

Beispielsweise kann ein paranoider Ehemann einen absurden Eifersuchtswahn hegen. Ihm fällt auf, dass seine Frau ab und zu die Fensterbank abwischt. Für die Frau ist das eine normale Handlung beim sauber machen, für den paranoiden Ehemann jedoch kein normales Putzen, sondern ein Scheinmanöver, um eventuell Fußabdrücke von der Fensterbank zu entfernen, die der Liebhaber bei seinem geheimen Ein- und Ausstieg durch das Fenster hinterlassen hat.

An paranoiden Vorstellungen wird unkorrigierbar festgehalten, möglicherweise unter Verzicht auf Logik außerhalb des Bereiches, der die verrückte Idee betrifft. Der Patient interpretiert nach und nach die Verhältnisse in seiner Umgebung so, dass sie zu seiner verrückten Idee passen. Der wahnhaft eifersüchtige Ehemann kann eine Putzfrau, die ebenfalls die Fensterbank abwischt, verdächtigen, dass auch sie an der Verschwörung teilnimmt, alle Spuren der Missetat zu beseitigen. Es kann so weit kommen, dass die Reinemachefirma, die Zeitungsanzeigen und die Redaktion oder die Zeitungen in die paranoide Vorstellungswelt des Ehemanns einbezogen werden.

Diese Systematisierung jenseits des Denkens normaler Menschen ist das evident Krankhafte. In einigen Fällen könnte der Ehemann in Wirklichkeit einen guten Grund zur Eifersucht haben, aber das ist unwesentlich im Verhältnis zu seinem Gedankensystem, dessen Logik von anderen nicht geteilt werden kann und auf andere maßlos übertrieben wirkt, was der Patient wiederum nicht versteht.

Bei infantilem Autismus kommt es oft vor, dass der Patient eine sonderbare Auffassung über etwas in seiner Umwelt äußert. Es ist schwierig, den Patienten dazu zu bringen, dies zu begründen oder zu erklären. Menschen mit infantilem Autismus haben ihre Schwierigkeiten mit Frage-und-Antwort-Dialogen. Bei genauem Nachforschen wird man immer wieder entdecken können, dass ihre sonderbare Auffassung auf Missverständnissen von früher Gehörtem oder Gesehenem beruht. Es ist also ein Erlebniskern vorhanden, der aber in seinem Erlebniszusammenhang missverstanden wiedergegeben wurde, sodass die Auffassung für andere vollkommen uneinfühlbar ist. Diese Missverständnisse sind aber nicht so unkorrigierbar wie paranoide Vorstellungen. Die Korrektur ist allerdings nicht einfach, weil autistische Menschen die Absicht der Person nicht verstehen, die ihnen helfen möchte, den richtigen Sachverhalt zu begreifen. Sonderbare Missverständnisse bei autistischen Menschen sind viel mehr von Naivität geprägt als es bei psychotischen Menschen mit paranoiden Vorstellungen der Fall ist.

Epilog

Warum ist das Interesse für den infantilen Autismus und andere tiefgreifende Entwicklungsstörungen in den letzten Jahren gewachsen? Tagungen und Kurse, die zu diesen psychischen Störungen veranstaltet werden, haben in letzter Zeit ein breites Echo gefunden.

Eine Erklärung hierfür ist zweifellos, dass das Wissen über diese Zustände sowohl für die psychiatrische, psychologische wie auch pädagogische Arbeit mit derart behinderten Menschen sehr fruchtbar ist. Für Eltern von Kindern und Jugendlichen mit Autismus und Asperger-Syndrom bringt nicht nur das praktische, sondern auch das theoretische Wissen eine entscheidende Unterstützung, und dies nicht nur in ihrem Verhältnis zum Kind, sondern auch in der Zusammenarbeit mit Fachleuten.

Ein wesentlicher Grund für das wachsende Interesse an Autismus und Asperger-Syndrom dürfte die Suche nach Wissen und Einsicht in das Wesen der menschlichen Psyche sein. Warum glaubt man, dass gerade mehr Wissen über diese Störungen besonders bedeutsam ist, verglichen mit Studien anderer psychischer Störungen? Das Bedeutsame der autistischen Syndrome kann natürlich ein zeittypisches Phänomen sein, denn die Entwicklung in den psychiatrischen und psychologischen Berufen fordert gerade jetzt ein Mehr an konkretem Wissen über grundlegende psychologische Phänomene wie soziale Interaktion, menschliche Kommunikation und Steuerung des sozialen Verhaltens in allen unterschiedlichen Zusammenhängen.

Unser Wissen, dass infantiler Autismus und Asperger-Syndrom Folge einer Hirnfunktionsstörung sein können, weist darauf hin, dass unser Gehirn neurale Systeme besitzt, die in ihrem Aufbau die Psyche bezüglich ganz fundamentaler menschlicher Funktionen »bedienen«. Untersuchungen bei Asperger-Syndrom haben außerdem gezeigt, dass es selbst bei normaler sprachlicher Entwicklung ernsthafte Störungen in der Kommunikation gibt. Sprache und Kommunikation sind nicht dasselbe, obwohl die Sprache zusammen mit Zeichen und Gesten unter normalen Verhältnissen eines der wichtigsten Kommunikationsmittel ist. Die Kommunikation kann gestört sein, auch wenn wesentliche Mittel der Kommunikation vorhanden sind.

Im Mittelpunkt unserer Auffassung vom spezifisch Menschlichen steht die Fähigkeit zur »Mentalisierung«, d.h. Äußerungen, Handlungen und Schöpfungen anderer Menschen zu interpretieren, kurz gesagt andere Menschen als Wesen mit einer Psyche (»Seele«) zu erleben. Diese grundlegende und elementare Auffassung der menschlichen Fähigkeit zur Mentalisierung haben die Studien über infantilen Autismus und Asperger-Syndrom in die wissenschaftliche und philosophische Diskussion gebracht und damit zu wichtigen Erkenntnissen geführt.

Literaturverzeichnis

Internationale Literatur

Asperger, H. (1944): Die »Austistischen Psychopathen« im Kindesalter. *Archiv für Psychiatrie und Nervenkrankheiten, 117*, S. 76–136.

Baron-Cohen, S./Cross, P./Crowson, M./Robertson, M. (1994): Can children with Gilles de la Tourette syndrome edit their intentions? *Psychol. Med., 24*, S. 29–40.

Baron-Cohen, S./Leslie, A.M./Frith, U. (1985): Does the autistic child have a »theory of mind«? *Cognition, 21*, S. 37–46.

Berthier, M.I./Bayes, A./Tolosa, E.S. (1993): Magnetic resonance imaging in patients with concurrent Tourette's disorder and Asperger's syndrome. *J. Am. Acad. Child Adolese. Psychiat. 32,* S. 633–639.

Bleuler, E. (1919): *Das autistisch-undiziplinierte Denken in der Medizin und seine Überwindung.* Berlin: Springer.

Bowle, D.M. (1992): »Thery of mind« in Aspergers Sndrome. *J. Child Psychol. Psychiat., 33*, S. 877–893.

Brask, B.H. (1965): Psykoser. I: M. Lomholt. *Børnepsykiatri.* København: Rosenkilde og Bagger.

Burgoine, E./Wing, L. (1983): Identical triplets with Asperger's syndrome. *Brit. J. Psychiat.,* 143. S. 261–265.

Chistiansen, V. (1906): *Christian den VIIs sindssygdom.* København og Kristiania: Gyldendalske Boghandel. Nordisk Forlag.

DeLong, G.R./Dwyer, J.T. (1988): Correlation of family history with specific autistic subgroups: Asperger syndrome and bipolar affective disorder. *J. Autism Dev. Desord., 18,* S. 593–600.

Ehlers, S./Gillberg, C. (1993): The epidemiology of Asperger syndrome. A total population study. *J. Child Psychol. Psychiat., 34,* S. 1327–1350.

Frith, U. (1991): *Autism and Asperger syndrome.* Cambridge: Cambridge University Press.

Frth, U. (1993): Autismus. *Spektrum der Wissenschaft, Heft 8,* S. 48–55.

Frith, U. (1996): Cognitive explanations of autism. *Acta Paediat. Suppl. 416,* S. 63–68.

Gillberg, C. (1990): Autism and pervasive developmental disorders. *J. Child Psychol. Psychiat., 31,* S. 99–119.

Gillberg, C. (1991): Outcome in autism and autistic-like conditions. *J. Am. Acad. Child Adolesc. Psychiat., 30,* S. 375–382.
Gillberg, C. (1991): Autism and autistic-like conditions: subclasses among disorders of empathy. The Miller Memorial Lecture 1991. *J. Child Psychol. Psychiat., 33,* S. 813–842.
Gillberg, C./Gillbeg, C. (1989): Asperger syndrome. Some epidemiological considerations: A research note. *J. Child Psychol. Psychiat., 30,* S. 631–638.
Gillberg, C./Gillberg, C./Råstam, M./Schaumann, H./Ehlers, S. (1990): »Asperger-människan« – en kylig särling utsatt för store psykiska påfrestninger. *Läkartidningen, 87,* S. 2971–2974.
Happé, F. (1994): *Autism. An Introduction to Psychological Theory,* London: UCL Press.
Hellgren, L. (1990): Borderlinetillstånd. I: C. Gillberg/L. Hellgren (red.): *Barn. och ungdomspsykiatri.* Stockholm: Natur och Kultur.
Hjort, C. (1994): Aspergers syndrom. En ny diagnose i den internationale sygdomsklassifikation. *Ugeskr. læger, 156,* S. 2729–2734.
ICD-8 (1971): København: Sundhedsstyrelsen.
ICD-10 (1992): *Classification of Mental and Behavioural Disorders. Clinical descriptions and diagnostic guidelines.* Geneve: WHO. Deutsche Ausgabe: Internationale Klassifikation psychischer Stö-rungen. ICD-10. Kapitel V (F). Klinisch-diagnostische Leitlinien. Von: Weltgesundheitsorganisation. Hrsg. v. Dilling, H. Huber, Bern. 1994.
ICD-10 (1993): *Classification of Mental and Behavioural Disorders, Diagnostic criteria fo research.* Geneve: WHO.
Jones, W. T. (1969): Hobbes to Hume. I: *A History of Western Philosophy,* 2nd edition. New York: Harcourt Brace Jonanovich.
Jørgensen, O.S. (1993): Gennemgribende udviklingsforstyrrelser. I: L. Lier et al. (red.). *Børnepsykiatri.* København: Hans Reitzels Forlag.
Kanner, L. (1943): Autistic disturbance of affectice contact. *Nerv. Child. 2,* S. 217–250.
Kolb, J.E./Gunderson, J.G. (1980): Diagnosing borderline patients with a semistructured interview. *Arch. Gen. Psychiat., 37,* S. 37–41.
Lord, C./Rutter, M. (1994): Autism and pervasive developmental disorders. I: M. Rutter/E. Taylor/L. Hersov (eds.): *Child and Adolescent Psychiatry. Modern Approaches.* Oxford: Blackwell Scientific Publications.
Lögdahl, C. (1994): Autistika tillstånd kräver nytänkande inom psykologisk behandling. Psykolog Tidningen, 10, S. 4–6.
Mors, O. (1988): Increasing incidence of borderline states in Denmark from 1970–1985. *Acta Psychiat. Scand., 77,* S. 575–583.

Nørretranders, T. (1994): *Verden vokser.* København: Aschehoug.
O'Connor, N./Hermelin, B. (1991): Talents and preoccupations in idiots savants. *Psychol. Med., 21,* S. 959–964.
Ozonoff, S./Rogers, S./Pennington, B. (1991): Aspergers syndrome: Evidence for an empirical distinction from high-functioning autism. *J. Child Psychol. Psychiat., 32,* S. 1107–1122.
Parnas, J. (1994): Det skizofrene spektrum. I: R. Hemmingsen et al. (red.): *Klinisk psykiatri.* København: Munksgaard.
Perkns, M./Wolkind, S.N. (1991): Asperger's syndrome: Who is being abused? *Arch. Dis. Chldh., 66,* S. 693–695.
Piaget, J. (1978): *Das Weltbild des Kindes* (La représentation du monde chez l'enfant). Stuttgart, Klett.
Premack, D./Woodruff. G. (1978): Does the chimpanzee have a theory of mind? *The Behavioral and Brain Sciences.* I, S. 515–526.
Reiter, P.J. (1944): »Carl Friedrich Reiser. En psykobiografi«. *Historske meddelelser om staden København og dens borgere, 3, række, bind VI, hæfte 6–7,* S. 393–424.
Rumsey, J.M./Hamburger, S.D. (1990): Neuropsychological divergence of high-level autism and severe dyslexia. *J. Aut. Developm. Dis., 20,* S. 155–168.
Rollins, C.D. (1967): Solipsism. I: P. Edwards (ed.): *The encyclopedia of philosophy.* Oxford: The Macmillan Compagny & Free Press.
Råstam, M./Gillberg, I.C./Gillberg, C. (1995): *Anorexia nevosa 6 years after onset. Part II: Comorbid psychiatric problems.*
Semrud-Clikeman, M./Hynd, G.W. (1990): Right hemispheric dysfunction in nonverbal mearning disabilities: Soial, academic, and adaptive functioning in adults and children. *Psychol. Bull., 107,* S. 196–209.
Snorrason, E. (1969): *Johan Friedrich Struensee.* København: Mølnlycke A/S sygehusafdelingen.
Strømgren, E. (1987): *Autism. Eur. J. Psychiat., 1,* S. 45–54.
Szatmari, P./Bremmer, R./Nagy, J. (1989): Aspergers syndrome: A review if clinical features. *Can. J. Psychiat., 34,* S. 554–560.
Thomsen, P.H. (1994): Obsessive-compulsive disorder in children and adolescents. A 6–22-year follow-up study. Clinical descriptions of the course and continuity of obsessive-compulsive symptomatology. *Eur. J. Child Adolesc. Psychiatr., 3,* S. 82–96.
Trillingsgaar, A. (1987): Infantil autisme. Børn med sociale, kommunikative og kognitive udviklingsforstyrrelser. *Nordisk Psykologi, 39,* S. 268–288.
Trillingsgaard, A. (1994): Blind for andres sjæleliv. Om autistise børns sociale mangler. *Nordisk Psykologi, 46,* S. 81–107.
Trillingsgaard, A./Jørgensen, O.S. (1993): *Autisme.* København: Forlaget Skolepsykologi.

Wing, L. (1981): Aspergers syndrome: A clinical account. *Psychol. Med., 11,* S. 115–130.

Wing, L. (Gould, J. (1979): Severe impairments of soial interaction and associated abnormalities in children: epidemiology and classification. *J. Aut. Developm. Dis., 9,* S. 11–29.

Wittgenstein, L. (1984): Werkausgabe, Bd. I: Tractatus logico-philosophicus. TaM: Suhrkamp, Anm. 407.

Wolff, S./Chick, J. (1980): Schizoid personality in childhood: a controlled follow-up study. *Psychol. Med., 10,* S. 85–100.

Deutsche Literatur

Aarons, M./Gittens, T. (1994): Das Handbuch des Autismus. Ein Ratgeber für Eltern und Fachleute. Beltz, Weinheim-Basel.

Asperger, H. (1952): Heilpädagogik. Einführung in die Psychopathologie des Kindes für Ärzte, Lehrer, Psychologen und Fürsorgerinnen. Springer, Wien.

Bosch, G. (1962): Der frühkindliche Autismus. Eine klinische und phänomenologisch-anthropologische Untersuchung am Leitfaden der Sprache. Springer, Berlin.

Bosch, G. (1980): Austismus: in Psychologie des XX. Jahrhunderts, Bd. XII. Kindler, Zürich.

Eggers, C./Lempp, R./Nissen, G./Strunk, P. (1993): Kinder- und Jugendpsychiatrie, begründet von Harbauer, 6. Aufl. Springer, Berlin-Heidelberg.

Göllnitz, G. (1992): Neuropsychiatrie des Kindes- und Jugendalters, 5. Aufl. Fischer, Jena-Stuttgart.

Grandin, T. (1994): Durch die gläserne Tür. Lebensbericht einer Autistin. Deutscher Taschenbuch Verlag, München.

Innerhofer, P./Klicpera, Ch. (1988): Die Welt des frühkindlichen Autismus. Befunde, Analyse, Anstöße. Reinhardt, München-Basel.

Kehrer, H.E. (1978): Kindlicher Autismus. Karger, Basel.

Kehrer, H.E. (1989): Kindlicher Autismus. Diagnostische, therapeutische und soziale Aspekte. Springer, Berlin-Heidelberg.

Kusch, M./Petermann, F. (1991): Entwicklung autistischer Störungen, 2. Aufl. Huber, Bern.

Lempp, R. (1973): Psychosen im Kindes- und Jugendalter – eine Realitätsbezugsstörung. Huber, Bern.

Lempp, R. (1992): Vom Verlust der Fähigkeit, sich selbst zu betrachten. Eine entwicklungspsychologische Erklärung der Schizophrenie und des Autismus. Huber, Bern.

Lutz, J. (1964): Kinderpsychiatrie, 2. Aufl. Rotapfel, Zürich.

O'Gorman, G. (1976): Autismus in früher Kindheit. Entstehung, Symptome, Eigenart, Behandlung und erzieherische Maßnahmen. Reinhardt, München-Basel.
Schneider, H. (1962): Übetr den Autismus. Springer, Berlin.
Steinhausen, H.-Chr. (1996): Psychische Störungen bei Kindern und Jugendlichen. Lehrbuch der Kinder- und Jugendpsychiatrie, 3. Aufl. Urban & Schwarzenberg, München-Wien-Baltimore.
Tinbergen, N./Tinbergen, E.A. (1984): Autismus bei Kindern. Parey, Berlin.
Tramer, M. (1949): Lehrbuch der allgemeinen Kinderpsychiatrie einschließlich der allgemeinen Psychiatrie der Pubertät und Adoleszenz, 3. Aufl. Schwabe & Co, Basel.
Weber, D. (1970): Der frühkindliche Autismus unter dem Aspekt der Entwicklung. Huber, Bern.
Weber, D. (1985): Autistische Syndrome; im Remschmidt, H./Schmidt, M.H. (Hrsg.), Kinder- und Jugendpsychiatrie in Klinik und Praxis, Bd. II. Thieme, Stuttgart-New York.
Wendeler, J. (1984): Autistische Jugendliche und Erwachsene. Gespräche mit Eltern, Beltz, Weinheim-Basel.
Wing, J.K. (1973): Frühkindlicher Autismus. Klinische, pädagogische und soziale Aspekte. Beltz, Weinheim-Basel.